Social Anxiety Disorder

社交不安症 UPDATE
エスシタロプラムによるアプローチを中心に

～最新の視点からSADの診断と治療に関する知識をUPDATE！～

DSM-5の改訂，ベンゾジアゼピン系薬剤の用い方をめぐる問題など社交不安症（SAD）の臨床を取りまく環境は変化している．わが国で新しく適応を得た薬物療法を含め，最新の視点からSADの診断と治療をエキスパートが解説．医師をはじめ精神科臨床に携わるスタッフ必読の一冊．

編集　小山　司
北海道大学名誉教授／
大谷地病院臨床研究センター長

定価：(本体 3,000+ 税)
製本：並製
判型／頁数：A5判／184頁
ISBN：978-4-86550-251-0

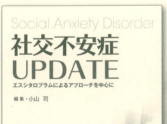

CONTENTS

Part.1　社交不安症の概念と病態的特徴
1. 社交不安症の概念および定義―対人恐怖との相互関係―
2. 社交不安症の原因と症状
3. 社交不安症の有病率―罹患年齢などの疫学から―

Part.2　社交不安症の診断と評価尺度
1. 社交不安症の分類と鑑別診断
2. DSM-5およびICD-11における社交不安症の診断基準
3. 社交不安症の診断とLSAS・SATSによる臨床評価

Part.3　社交不安症の治療ストラテジーとその評価
1. 社交不安症の治療アルゴリズム―治療の選択基準と手順―
2. 社交不安症の臨床評価と心理教育
3. 社交不安症における薬物療法
4. 社交不安症に対する認知行動療法
5. 社交不安症の回復を目指した治療の組み立て方とその評価

Part.4　社交不安症とComorbidity
1. 気分障害と全般性の社交不安障害（社交不安症）
2. 他の不安症と社交不安症
3. その他の疾患と社交不安症

Part.5　社交不安症とエスシタロプラム
1. 社交不安症に対する国内臨床試験
2. EBMからみたエスシタロプラムの有用性
3. うつ病に併存する社交不安症へのエスシタロプラムの臨床応用

株式会社　先端医学社

〒103-0007 東京都中央区日本橋浜町 2-17-8 浜町平和ビル
TEL 03-3667-5656(代)/FAX 03-3667-5657
http://www.sentan.com

炎症と免疫

CONTENTS

特集

〈Basic Science〉腫瘍制御にかかわる各種細胞群

序	髙橋　秀実	1
腫瘍内樹状細胞による腫瘍制御	髙橋　秀実	3
制御性T細胞と腫瘍制御	浦川　真哉ほか	10
骨髄由来免疫抑制細胞(MDSC)と腫瘍制御	柴田　昌彦ほか	15
免疫チェックポイント阻害薬と腫瘍制御	吉村　清	22

〈Clinical Science〉免疫疾患と眼炎症

序	亀田　秀人	27
眼炎症研究の最前線	北市　伸義ほか	28
ぶどう膜炎の鑑別疾患	長谷川英一ほか	33
炎症性眼疾患に対する生物学的製剤治療	蕪城　俊克	38
ドライアイの病態と最新治療	小川　葉子	43
ヒドロキシクロロキンによる眼副作用	篠田　啓	49

●表紙図説明
腫瘍が引き起こす免疫抑制
髙橋秀実先生の序文より
(1ページ図1参照)

Inflammation & Immunity

vol.26 no.2-3 2018

連載

ティールーム
IgA 腎症と歩んだ 44 年　　　　　　　　　　　　　　　　　　富野康日己　55

がん免疫　第 8 回
がん免疫における NK/NKT 細胞の意義とその制御　　　　　　髙見真理子ほか　57

免疫病動物モデルの特長と限界　第 8 回
炎症性腸疾患動物モデル　　　　　　　　　　　　　　　　　小林　拓　62

満喫！海外留学〜ラボとタウン紹介〜　第 18 回
ニューヨーク・ロングアイランド研究生活　　　　　　　　　有沼　良幸　67

講　座
中枢神経回路の障害と修復を制御する生体システム　　　　　山下　俊英　71

医学用語解説
オートファジー　　　　　　　　　　　　　　　　　　　　　木村　友則　77

編集スタッフ／83

次号予告／84

※学会のお知らせなどございましたら編集部までご連絡ください．

弊社の出版物の情報はホームページでご覧いただけます．
また，バックナンバーのご注文やご意見・ご要望も受け付けております．
http://www.sentan.com

高血圧治療に何か抜けていませんか？

探検する服薬アドヒアランス

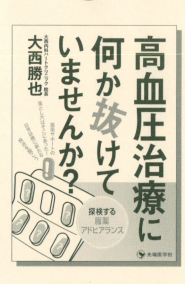

大西勝也
（大西内科ハートクリニック 院長）

A5判／並製本／120頁
ISBN 978-4-86550-213-8
定価（2,500円＋税）

◆主要目次
1. 服薬アドヒアランス不良によって生じる諸問題
2. 高血圧患者さんの服薬アドヒアランス向上について考える
3. 服薬アドヒアランス向上のための5つのポイント
4. 服薬指導における各スタッフの役割
5. 患者さんに応じた多様なアプローチを考える

　高血圧治療の臨床では，ガイドライン通りに薬剤を処方しているのにもかかわらず，血圧がなかなか安定しない難治性高血圧の患者に時折遭遇する．そのような場合，医療者は「その処方薬が本当に服用されているのか？」を見直す必要がある．本書では，高血圧治療の落とし穴である服薬アドヒアランスの向上について，やさしい語り口で探究する．

　服薬アドヒアランス低下によって生じる問題の提起から始まり，その原因と改善のためのポイント，医療チームの各職種の役割を解説．また患者さんに応じたアプローチを考察し，服薬アドヒアランス向上に成功した患者さんのエピソードをコラムとして所収している．

　明日からの診療が少し変わる，医療チームへの問いかけの一冊．

 株式会社 **先端医学社**
〒103-0007 東京都中央区日本橋浜町2-17-8 浜町平和ビル
TEL 03-3667-5656（代）／FAX 03-3667-5657
http://www.sentan.com

特集〈Basic Science〉腫瘍制御にかかわる各種細胞群

序

高橋秀実*

　図1に示す通り，腫瘍の発生に伴って放出された各種の腫瘍因子により，腫瘍細胞を制御するための各種細胞群がさまざまに抑制されることが明らかとなってきた．本特集では，こうした腫瘍制御にかかわる各種の細胞群の実体について，それぞれの専門の先生に概説してもらい，体内にできた腫瘍を排除するための新たな抗腫瘍免疫法を読者諸氏とともに考えてみたい．

　まず，図中の❶に示したように，腫瘍制御の鍵を握る腫瘍内樹状細胞が，腫瘍細胞の放出する液性因子により，その抗原提示能あるいはT細胞，とくにCD8陽性キラーT細胞（CTLs）活性化能が

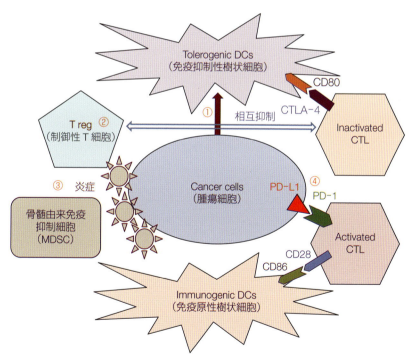

図1．腫瘍が引き起こす免疫抑制

TAKAHASHI Hidemi/＊日本医科大学微生物学免疫学教室

抑制された免疫抑制性樹状細胞（tolerogenic dendritic cells：tolerogenic DC）に変換されることを示し，この tolerogenic DC がその表面に発現した脂質抗原提示分子 CD1 を適切な脂質抗原で刺激すると，T 細胞活性化能を有する樹状細胞に変換されることについて高橋から概説したい．

つづいて，図中の②に示したように，腫瘍自体が産み出す腫瘍特異的 CTL の作用を腫瘍組織内で抑制して腫瘍の増殖を助ける制御性 T 細胞（regulatory T cells：T reg）に関し，浦川真哉先生らから，Treg を標的とする癌免疫療法の可能性を説明してもらう．

さらに，図中の③に示したように，腫瘍発生に伴って産生された TGF-β，IL-10，IL-17，そして VEGF など，さまざまな炎症に伴って発生する液性因子を介して出現し，その免疫抑制作用により腫瘍制御能を抑制し腫瘍制御を困難とさせることが判明してきた骨髄由来免疫抑制細胞（myeloid-derived suppressor cells：MDSC）の生理作用，腫瘍増殖との関連について，柴田昌彦先生らに解説してもらう．

そして最後に，図中の④に示したように，腫瘍細胞に対する最も強い攻撃能を有する CTLs の誘導が，DC 上に発現した CTLA-4 分子によって抑制される現象，あるいは CTLs の細胞傷害性が腫瘍表面に発現した PD-L1 分子によって抑制される現象に着目し開発された「免疫チェックッポイント阻害薬」の実体に関し，吉村清先生に説明してもらう．

Basic Science

腫瘍制御にかかわる各種細胞群

腫瘍内樹状細胞による腫瘍制御

高橋秀実*

さまざまな腫瘍は独自の液性因子を放出するが，その因子は腫瘍塊内における免疫応答の鍵を握る「腫瘍内樹状細胞(dendritic cells：DCs)」を抑制型の樹状細胞(Tolerogenic DCs)に変換させる．この抑制型樹状細胞を有した胆癌個体では，腫瘍特異的キラーT細胞(CTLs)を誘導することや，体外より移入した特異性を有するCTLsの効果を無効化させる．筆者らは，この胆癌個体を，脂質抗原提示分子CD1dに対応した糖脂質抗原α-ガラクトシルセラミド分子で頻回投与刺激した場合，個体内抑制型樹状細胞が活性化型樹状細胞(Immunogenic DCs)に変換され，腫瘍縮小が誘発されることを見出した．

はじめに：腫瘍内樹状細胞の動態と腫瘍特異的CTLとの関係

筆者らは，α-フェトプロテイン(AFP)産生能を有する肝臓癌細胞(Hepa1-6)を培養する過程で，AFP産生能が高いもの(Hepa1-6-1)と，著しく弱いもの(Hepa1-6-2)の2種類の肝臓癌細胞を得た(図1a)[1]．そこで，Hepa1-6特異的なCTLを誘導し，それぞれの癌細胞に対する細胞傷害性を比較したところ，2種類の肝臓癌細胞をHepa1-6とほぼ同等にCTLが傷害した．そのため，各クラスⅠMHC分子の発現を調べたところ，その発現に差異は認められず，クラスⅠMHC分子を介して提示された腫瘍ペプチドの発現量はほぼ同等であることが確認された(図1b)．これら2種類の腫瘍細胞を同系マウス(C57BL/6)に移植して移植後の動態を追跡したところ，腫瘍塊を作るもの(Hepa1-6-1)と腫瘍塊を形成しないもの(Hepa1-6-2)とに大別された(図2a)．その経時的な増殖状況を図2bに示す．つぎに，腫瘍を移植した個体に抗CD8抗体を投与しCD8陽性T細胞(cytotoxic T lymphocytes：CTL)を除去したところ，腫瘍塊を形成しなかったHepa1-6-2移植群で腫瘍の著しい増殖が認められた(図2c)．この事実は，Hepa1-6-2増殖抑制にCD8陽性T細胞が強く関与することを示す．

そこで，それぞれの腫瘍内に浸潤した細胞(tumor infiltrating lymphocytes：TIL)を調べてみると，驚くべきことに，腫瘍塊を形成しない動物個体のTILはCD8陽性CTLが主体であり，腫瘍塊を形成した動物個体のTILにはCD8陽性CTLの浸潤が全く認められなかった．このことは，腫瘍細胞の産生するAFPなどの腫瘍由来因子が，腫瘍特異的CTLの誘導を抑制していることを示している．そのメカニズムをさらに探るため，腫瘍内樹状細胞(dendritic cells：DC)を調べたところ，腫瘍塊を形成するHepa1-6-1腫瘍内のTIDC1および形成しないHepa1-6-2腫瘍内TIDC2において，DCの主体がともにCTL誘導に必要なDEC-205分子を発現したものであった

[キーワード]
tolerogenic DCs
Immunogenic DCs
CD1分子
CTLs

TAKAHASHI Hidemi/*日本医科大学微生物学免疫学教室

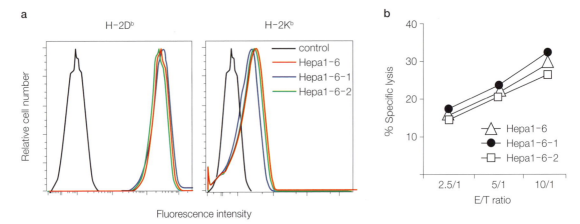

図 1. Hepa1-6 由来の2種類の異なる腫瘍細胞である Hepa1-6-1 と Hepa1-6-2
　　a）Class I MHC 分子の発現
　　b）Hepa1-6 特異的 CTL による傷害活性の差異

（Harimoto H et al, 2013[1]）より引用）

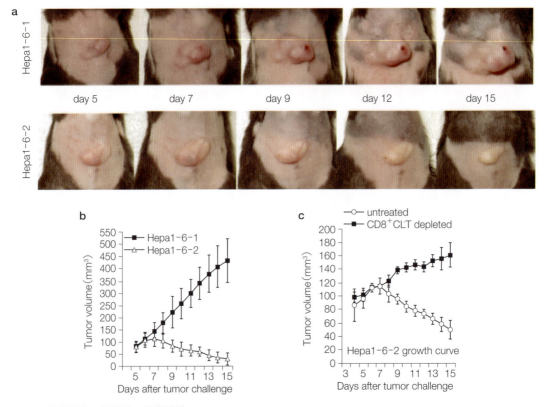

図 2. 腫瘍細胞の移植後の動態追跡
　　a）Hepa1-6-1 と Hepa1-6-2 の肉眼的増殖
　　　腫瘍塊を作る Hepa1-6-1 と腫瘍塊を作らない Hepa1-6-2 にわかれた．
　　b）腫瘍塊の経時的増殖状況
　　c）CD8 陽性 CTL を除去した場合の Hepa1-6-2 の増殖動態

（Harimoto H et al, 2013[1]）より引用）

特集〈Basic Science〉腫瘍制御にかかわる各種細胞群

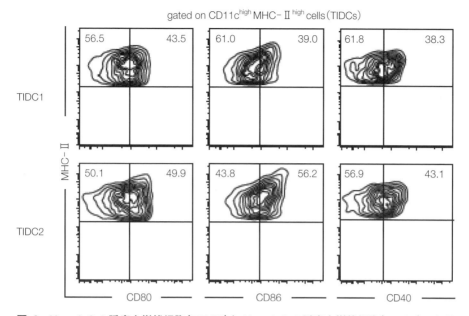

図3 Hepa1-6-1腫瘍内樹状細胞（TIDC1）とHepa1-6-2腫瘍内樹状細胞（TIDC2）における共刺激分子の発現状態の比較
Hepa1-6-1内の樹状細胞（TIDC1）とHepa1-6-2内の樹状細胞（TIDC2）はともにCTL誘導能のあるDEC-205分子を発現していたが、TIDC2上におけるCD86発現は、CTL誘導を可能とするレベル上昇したimmunogenic DCとなっていた。
（Harimoto H et al, 2013[1]より引用）

ものの、TIDC1ではTIDC2にくらべCTL誘導に必要なDC上のCD86分子の発現が明らかに抑制され（図3上）、CTL誘導が不可能なtolerogenic DCとなっていることを見出した[1]。それに対し、CD8陽性CTLを誘導し腫瘍塊を形成しないTIL2内でのTIDC2上のCD86発現は、CTL誘導を可能とするレベル上昇したimmunogenic DCとなっていることが確認できた（図3下）。

本稿では、以上の知見にもとづき、腫瘍内DCの活性化による抗腫瘍免疫誘導の可能性について、筆者らの最新の知見をもとに概説する。

1. 腫瘍由来因子による共刺激因子の発現が抑制されたtolerogenic DCの誘導

Hepa1-6-1とHepa1-6-2が放出するさまざまな腫瘍特異的因子の放出量を比較したところ、明らかにHepa1-6-1の放出するAFP、VEGF、TGF-β1などの液性因子の放出量が腫瘍細胞培養液D-10やHepa1-6-2よりもはるかに多いことを確認し（図4a）、これら因子の添加によってDC上のCD86発現が有意に抑制されtolerogenic化されることを見出した（図4b）。同様に、ヒト卵巣癌細胞株であるOVCAR-3とDCとを共培養刺激した場合にも、腫瘍細胞由来CA125等の液性因子を介してCD86の発現が抑制されたtolerogenic DCが誘導されること、そしてごく少量の抗癌剤パクリタキセルを用い、癌細胞からのCA125の放出を抑制することでtolerogenic DCの誘導が回避できること見出した[2]。このように腫瘍の放出するさまざまな液性因子により、周囲のDCが免疫抑制能を有するtolerogenic DCとなることが判明した。

このようなtolerogenic化したDCに占拠された担癌状態では、腫瘍内に腫瘍細胞傷害能を有したCTLを移入しても、ただちにその細胞傷害性は失われてしまう。その結果、筆者ら[3]は試験管内で

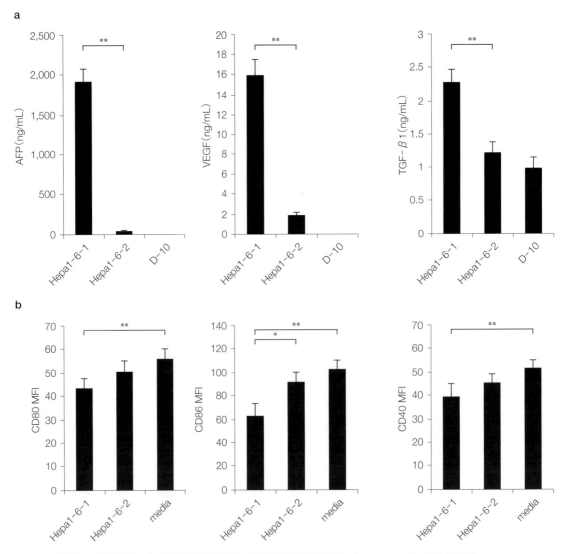

図 4. 腫瘍由来液性因子による共刺激因子（CD86）の発現が抑制された tolerogenic DC の誘導
（Harimoto H et al, 2013[1]）より引用）

傷害能を有する CTL を移入した養子免疫法は功を奏さないことを確認している．図5に示したように，CTL 誘導能のない Hepa1-6-1 と誘導能のある Hepa1-6-2 を同時にマウスの腹壁に投与し，その増殖状態を追跡した場合，Hepa1-6-2 内に誘導された CTL は強い Hepa1-6-1 特異的細胞傷害活性を in vitro では示すものの，Hepa1-6-1 に対する増殖抑制は全く示さなかった．さらに，in vitro で誘導した Hepa1-6-1 特異的細胞傷害活性を有した CTL を，数回にわたり Hepa1-6-1 を移入した個体に投与した場合にも，全く腫瘍増殖抑制は観察されなかった．

以上，Hepa1-6-1 を移植した同系担癌マウスにおける腫瘍増殖を抑制するためには，tolerogenic 化した腫瘍内 DC を in vivo で活性化する必要があることが推察された．

特集〈Basic Science〉腫瘍制御にかかわる各種細胞群

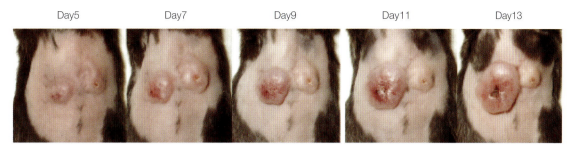

図5. Hepa1-6-1 と Hepa1-6-2 を同系マウス腹壁に同時移植した際の経時的な腫瘍増殖変化
　Hepa1-6-2 内には Hepa1-6-1 傷害能を有する CTL が誘導されている（養子免疫法がうまくいかない可能性）．
　Hepa1-6-1（右），Hepa1-6-2（左）．

(Harimoto H et al, 2013[1] より引用)

2．腫瘍内で tolerogenic 化された DC の immunogenic DC への変換法

こうしたなか筆者ら[3〜5]は，脂質抗原提示にかかわるマウス CD1d 分子への結合能を有する α-galactosylceramide（α-GalCer）を腹腔内接種したマウスにおいて，脾臓内の DEC-205 陽性 DC が選択的に活性化され，CD86 共刺激分子の発現が上昇すること，さらに CTL 活性を増強するサイトカインである IL-12 の放出が高まることを，Hepa1-6-1 と同系の B6 マウスのみならず，種の異なる BALB/c マウスでも見出した．さらに，48時間ごとに α-GalCer を腹腔内投与すると腫瘍内 DC が持続的に活性化され，継続的に IL-12 を放出する Immunogenic DC に変換される現象を見出した．驚くべきことに，α-GalCer の単発投与によって活性化される invariant NKT（iNKT）細胞[6]は，頻回の α-GalCer 投与により全く活性化されることはなく，むしろ不応答の状態になり個体内 DC の CD86 分子の発現が増加した immunogenic DC となることが明らかとなった[3]．

そこで，Hepa1-6-1 移植マウスに，移植後早期より 48 時間ごとに α-GalCer を腹腔内接種したところ，非投与群では図6のように経時的に腫瘍径の増大が認められるのに対し，隔日接種群では腫瘍の増大が誘発されず，有意に腫瘍の増大阻止効果が認められた．この際注目すべき点は，α-GalCer 接種群において接種後 24 日目には，Hepa1-6-1 特異的な Class Ⅰ MHC 分子に拘束された CD8 陽性 CTL が脾臓内で感作され，かつ移植した腫瘍内に浸潤した TIL 内に認められたことである．

以上の事実は，2 日おきに Hepa1-6-1 細胞を移植したマウスにおいて，樹状細胞上の CD1d 分子を CD1d リガンドである α-GalCer で頻回刺激することにより，刺激を受けた DEC-205 陽性の DC が tolerogenic な状態から immunogenic な DC に変換されることを強く示唆している．そして，この DEC-205 陽性 immunogenic DC が取り込んだ腫瘍抗原を Class Ⅰ MHC 分子介して cross-present[7,8]することにより，腫瘍抗原特異的な CTL が腫瘍内で誘導され，抗腫瘍作用を発揮するという一連の作用が発揮されることを示している．

おわりに：新たな腫瘍免疫誘導法の到来に向けて

以上をまとめたのが図7である．体内に発生した腫瘍に対する最大の Effector は，Class Ⅰ MHC 分子に拘束された CD8 陽性の腫瘍特異的 CTL である[9]．この CTL 誘導の鍵を握るのが腫瘍を監視する DC であるが，残念ながら通常の状況では腫瘍細胞の放出する液性因子により，この DC は特異的 CTL を活性化できない tolerogenic な状況になっていると想定される．このような状況となっ

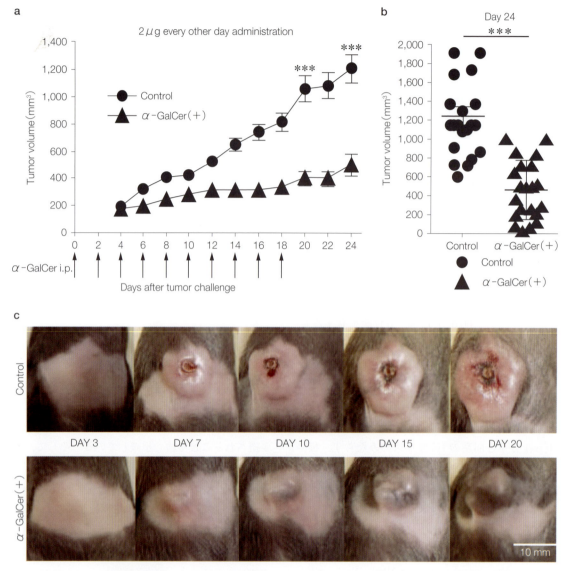

図6. α-GalCer の頻回連続投与による腫瘍抑制効果

（Kogo H et al, 2017[3]）より引用）

た DC を個体内で Immnogenic な状態の DC に変換して特異的 CTL を誘導できる状態に導くには，DC 上に発現した脂質抗原提示分子である CD1 分子（マウスでは CD1d 分子）[10]）を適切なリガンドで適切な間隔をもって頻回刺激すればよいことが，最近の筆者らの研究で判明した[3]）．こうした方法を古来より用いて来たのが，皮膚結核に罹患した患者では癌の進行が遅延し，時に癌の発生を抑制することに着目された，日本医科大学学長を務められた故丸山千里博士なのであろう．現在筆者らは，結核菌由来のミコール酸がヒト DC 上に発現した CD1b 分子の特異的リガンドであることに着目し，さらに腫瘍免疫の研究を展開している．

文 献

1) Harimoto H *et al* : Inactivation of tumor-specific

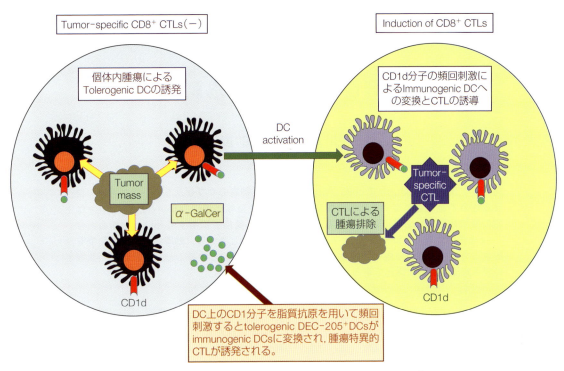

図 7. 樹状細胞活性化による腫瘍内 CTL の新たな誘導法（丸山ワクチンの作用機序）

(Kogo H et al, 2017[3]) より作成)

CD8(+)CTLs by tumor- infiltrating tolerogenic dendritic cells. *Immunol Cell Biol* **91**：545-555, 2013

2) Matsuhashi T et al：A low, non-toxic dose of paclitaxel can prevent dendritic cell-precursors from becoming tolerogenic dendritic cells with impaired functions. *Biomed Res* **35**：369-380, 2014

3) Kogo H et al：Suppression of murine tumour growth through CD8＋ cytotoxic T lymphocytes via activated DEC-205＋dendritic cells by sequential administration of alpha-galactosylceramide in vivo. *Immunology* **151**：324-339, 2017

4) Ichikawa T et al：alpha-Galactosylceramide-activated murine NK1.1(+)invariant-NKT cells in the myometrium induce miscarriages in mice. *Eur J Immunol* **46**：1867-1877, 2016

5) Murakami R et al：Effects of Dendritic Cell Subset Manipulation on Airway Allergy in a Mouse Model. *Int Arch Allergy Immunol* **168**：219-232, 2013

6) Cui J et al：Requirement for Valpha14 NKT cells in IL-12-mediated rejection of tumors. *Science* **278**：1623-1626, 1997

7) Takahashi H：Species-specific CD1-restricted innate immunity for the development of HIV vaccine. *Vaccine* **28** Suppl 2：B3-B7, 2010

8) Takahashi H et al：Induction of CD8＋ cytotoxic T cells by immunization with purified HIV-1 envelope protein in ISCOMs. *Nature* **344**：873-875, 1990

9) Moriya K et al：Induction of tumor-specific acquired immunity against already established tumors by selective stimulation of innate DEC-205(+)dendritic cells. *Cancer Immunol Immunother* **59**：1083-1095, 2010

10) Saito N et al：Analysis of evolutionary conservation in CD1d molecules among primates. *Tissue Antigens* **66**：674-682, 2005

制御性 T 細胞と腫瘍制御

浦川真哉[1,2]　和田 尚[2]

制御性 T 細胞（regulatory T cell：Treg）は，CD4T 細胞のサブセットの一つであり，自己反応性の T 細胞を制御する．その機能異常は自己免疫性疾患につながるため，Treg は生命の恒常性維持に必要不可欠である．一方，抗腫瘍免疫を抑制するという一面もあり，Treg を標的とした免疫療法は，がん治療において有効と考える．効率的に抗腫瘍免疫を惹起するために腫瘍組織内の活性化した Treg を同定し標的とすること，また既存の治療との併用療法が今後の課題である．

はじめに

がん免疫療法において，抗 PD-1（programmed death-1）抗体や抗 CTLA-4（cytotoxic T lymphocyte antigen-4）抗体を用いた免疫チェックポイント阻害による成功は，腫瘍免疫における抑制機構解除の重要性を示すものとなった．

免疫抑制機構については，細胞傷害性 T 細胞に発現するこれら免疫チェックポイント分子とは別に，抑制性免疫細胞の一つである制御性 T 細胞（regulatory T cell：Treg）の関与が明らかとなっている．Treg は，腫瘍組織内に高頻度に浸潤し，かつ活性化した状態にあること，さらにはこのように浸潤・活性化した Treg が抗腫瘍免疫に対して『負』の働きかけをしていることがすでに報告されている[1)~4)]．

腫瘍組織内に浸潤した Treg を制御することは，がん免疫療法の一つの手段として有望である．本稿では Treg について概説するとともに，Treg を標的としたがん免疫療法，さらには消化器がんにおける Treg と腸内細菌とのかかわりについても述べる．

1．Treg とは

生体の恒常性維持には，"自己"に対する不適切な免疫反応を排除，あるいは制御することが重要となる．大部分の自己反応性 T 細胞は胸腺において選択を受けるが，末梢に漏出した一部の自己反応性 T 細胞を制御するのが Treg である．

Treg は，CD4 T 細胞のサブセットの一つであり，細胞表面に CD25，核内には転写因子として Foxp3 を発現している．Foxp3$^+$ CD25$^+$ CD4 T 細胞である Treg の機能に関してはさまざまな報告がなされているが，CD25$^+$ CD4 T 細胞を除去すると抗腫瘍免疫が惹起されることがマウスにおいて示された[5)]．

Treg の免疫抑制活性に関しては，さまざまな機序が提唱されている（図1）．その一つが Treg 表面に恒常的に発現する CTLA-4 を介したものである．一般に T 細胞の活性化には，T 細胞受容体

[キーワード]
Regulatory T cell
CCR4
Immunotherapy

URAKAWA Shinya, WADA Hisashi／大阪大学大学院医学系研究科 1 消化器外科学，2 臨床腫瘍免疫学

特集〈Basic Science〉腫瘍制御にかかわる各種細胞群

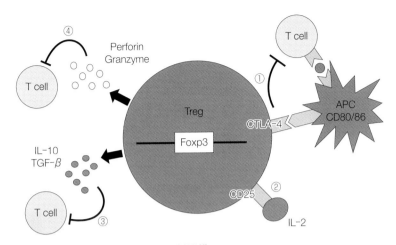

図 1. Treg によるおもな免疫抑制機構
①抗原提示細胞（APC）の補助刺激シグナル CD80/86 を CTLA-4 にて競合阻害．②CD25 による IL-2 の消費．③抑制性サイトカイン（TGF-β，IL-10）産生．④Perforin，Granzyme 産生による T 細胞傷害．などを介して効果細胞である T 細胞機能を抑制する．

を介する主刺激に加え，CD28 をはじめとする抗原提示細胞からの副刺激が必要となる．CTLA-4 は，この副刺激を競合阻害することで T 細胞の活性化を抑制するとされている．また IL-2 受容体である CD25 を介して，CD8 T 細胞の分化や増殖にかかわる IL-2 を Treg が消費することで，免疫応答を抑制するとされる．一方，Treg の抑制機構は，表面分子を介したものだけでなく，IL-10，IL-35，TGF-β 等の抑制性サイトカインの産生，パーフォリン・グランザイムによる活性化 T 細胞の破壊なども報告されている（図1）．

2．腫瘍組織内における Treg

一般的に腫瘍組織内では末梢血にくらべ Treg が高頻度に浸潤している．また悪性黒色腫など多数のがん種において，腫瘍組織内に浸潤した Treg が多いほど，腫瘍の悪性度が高いことや予後不良であることが報告されており，抗腫瘍効果に対して負の働きかけをしている可能性が示唆されてきた[1)2)]．しかし，大腸がんなどの一部のがん種では Treg が多いほど予後良好であるという相反する報告が存在する[1)2)6)]．近年，強い抑制機能をもつ「活性化 Treg」は，CD4 T 細胞中の CD25$^+$ や Foxp3$^+$ 分画の一分画であると考えられている[7)]．これまでの Treg に関する多くの報告が Foxp3 発現を中心に解析されていることを考えると，Foxp3$^+$ 細胞のなかの活性化 Treg の割合の相違が，予後に関する報告にばらつきを生む原因と考えられる．

筆者らは，大腸がん組織に浸潤した活性化 Treg のフローサイトメトリー解析をおこない，予後との関係を報告した．Foxp3 弱発現細胞が少ない症例では Foxp3$^+$ 細胞が多いほど予後不良であったのに対し，Foxp3 弱発現細胞が多い症例では Foxp3$^+$ 細胞が多いほど予後良好であった[8)]．大腸がんにおいては，Foxp3 弱発現細胞は抗腫瘍効果に寄与する活性化 CD4 T 細胞であるためと考えられた（図2a）[8)]．また，胃がん組織内に浸潤した Treg においては，Foxp3$^+$ 細胞のなかでも，Foxp3$^+$ ICOS$^+$ 細胞が活性化 Treg である可能性を見出し，T 細胞共刺激分子である ICOS が Treg を活性化していることや Foxp3$^+$ ICOS$^+$ 細胞の存在が胃がんの進行度や不良な予後に関連のあることを報告した（図2b）[9)]．これらの結果から，腫瘍

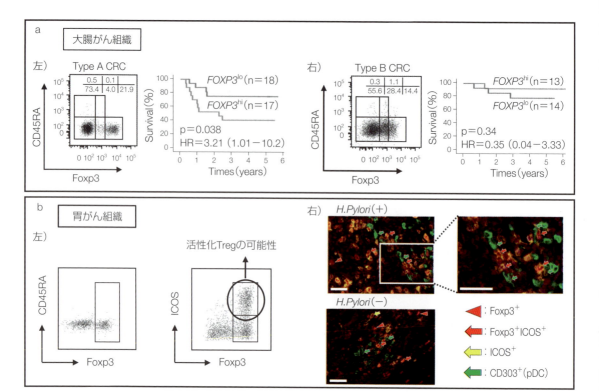

図 2. 大腸がんと胃がんの組織内 Treg の特徴

a) 大腸がん症例は組織中 Foxp3 弱陽性分画の有無で 2 つのタイプが認められ，それぞれのタイプのなか，Foxp3 陽性分画(弱陽性と強陽性の和)頻度の多寡で生存曲線を比較する．
左)Foxp3 弱陽性分画が少ない症例(TypeA)では Foxp3 陽性細胞が多いほど予後不良である．右)Foxp3 弱陽性分画が多い症例(TypeB)では，Foxp3 陽性細胞が多いほど予後良好な傾向がある．

(Saito T et al, 2016[8]) より引用)

b) 胃がん組織中の ICOS 陽性細胞の性質を示す．
左)フローサイトメトリー解析の結果．CD4 陽性細胞は CD45RA 陰性であり，Foxp3 陽性細胞群は ICOS で 2 分画化が可能であった．ICOS 陽性細胞は ICOS 陰性細胞と比較してより抑制活性を示し，活性化 Treg である可能性がある．右)多重免疫染色解析の結果．ICOS 陽性(黄)細胞のほとんどが Foxp3 陽性(赤)であり，フローサイトメトリーの結果と同じく ICOS は Foxp3 陽性細胞にほぼ特異的に発現していることがわかる．また ICOS 陽性 Foxp3 陽性細胞は，H. pylori 感染症例で多い結果となった．

(Nagase H et al, 2017[9]) より引用)

組織内の活性化 Treg のマーカーとしては Foxp3 のみでは不十分であり，またがん種によって異なる可能性が示唆され，さらなる検討が必要であると考えている．

3．Treg を標的とするがん免疫療法

前述の通り，Treg に強発現する CTLA-4 は，抗原提示細胞より T 細胞への CD28 を介した副刺激を競合阻害することで，T 細胞の活性化を抑制する．抗 CTLA-4 抗体の抗腫瘍効果の増強は，効果 T 細胞への直接の影響と考えられているが，Treg 抑制機能の低下が主たる原因と考える研究者もいる．さらに Treg に恒常的に強発現する GITR(glucocorticoid-induced TNF receptor)や OX40 も Treg の抑制機能低下に働くため，これら分子に対する阻害抗体も，Treg 抑制を介した抗腫瘍免疫療法として期待されている[10])．

一方，Treg に強発現する CCR4 を標的とした免疫療法の試みがおこなわれている．ヒト化抗 CCR4 モノクローナル抗体(モガムリズマブ)は，

特集〈Basic Science〉腫瘍制御にかかわる各種細胞群

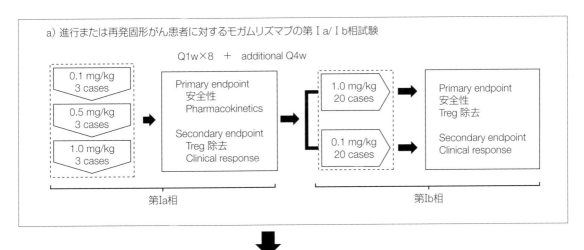

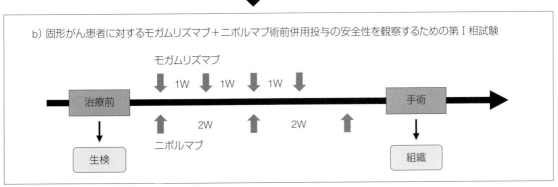

図 3. Treg除去を目的とした医師主導治験
a）モガムリズマブ単剤投与の治験の概要を示す.
Ⅰa相：モガムリズマブを0.1 mg/kgから開始し, 忍容性があれば0.5 mg/kgおよび1.0 mg/kgに漸増し, 安全性を確認する. Ⅰb相：Ⅰa相の結果をもとに, モガムリズマブ投与量を最大耐性用量の1 mg/kgと最低用量の0.1 mg/kgに設定した2群で実施し, Tregの除去効果を確認する.
b）モガムリズマブ+ニボルマブ術前併用投与の治験の概要を示す.
モガムリズマブ1週間ごと4回, ニボルマブ2週間ごと3回術前投与する. 末梢血および腫瘍組織（治療前生検組織, 治療後手術組織）を採取し, 投与前後の免疫動態を解析する.

その細胞傷害能からCCR4を強発現する成人T細胞白血病（adult T-cell leukemia lymphoma：ATL）の治療薬として2012年に保険適用となっている. モガムリズマブ投与後にATL症例体内ではTregの減少が報告された[11]ことは, 固形癌症例のTreg除去を介したがん免疫療法への適応を示唆していた. そこで筆者らは, 進行固形がん患者に対するモガムリズマブ投与のがん免疫療法医師主導治験を実施した（図3a）. 第Ⅰa相には10例が登録され, 安全性や忍容性とともに, 末梢血における活性化Tregの除去効果が観察された. 臨床効果としてはSD症例を8例中4例に認めた[12]. 第Ⅰb相には39例が登録され, 結果を解析中である. これら抗CCR4抗体単剤療法の結果をもとに, 固形がん手術予定患者に抗CCR4抗体に加え抗PD-1抗体であるニボルマブを併用する新規医師主導治験を現在実施している（図3b）.

4. 消化器がんにおけるTregと腸内細菌

近年, 抗PD-1抗体や抗CTLA-4抗体などの免

疫チェックポイント阻害薬の治療効果に，腸内細菌叢が大きな影響を及ぼしていることが報告されている[13)14)]．

筆者ら[8)]は，予後良好とされるFoxp3弱発現細胞が多い大腸がん症例の腫瘍組織内に，*F. nucleatum* が存在することを報告した．*F. nucleatum* が，炎症性サイトカイン（IL-12，TGF-β）の産生を介し，Foxp3弱発現細胞の発生にかかわっていることが予想される．また胃がんにおいては，活性化TregとされるFoxp3$^+$ ICOS$^+$細胞が *H. pylori* 感染症例で多いことを発見した（図2b）[9)]．*H. pylori* が形質細胞様樹状細胞（plasmacytoid dendritic cells：pDC）のTLR9を介してICOSL発現を促し，Foxp3$^+$細胞のICOS発現という活性化Tregの存在にかかわっていると考えられた．

これら事実は，特定の腸内細菌叢を標的とした治療がTregを介して間接的に抗腫瘍効果の増強につながる可能性を示唆する．

おわりに

抗腫瘍効果に期待が高まっている免疫チェックポイント分子阻害薬ではあるが，Tregをはじめとする他の免疫抑制因子によりその効果が制限を受けていることが示唆されている．Tregを標的とした抗CCR4抗体や腸内細菌叢の修飾は，腫瘍免疫療法として単独での可能性をもつとともに，免疫チェックポイント分子阻害薬との併用により抗腫瘍効果を相乗相加的に増強させる可能性がある．筆者らが現在実施している抗CCR4抗体と抗PD-1抗体を固形がん患者に投与する新規医師主導治験において，その成果が示されることが期待される．

文献

1) Ménétrier-Caux C et al：Targeting regulatory T cells. *Target Oncol* 7：15-28, 2012
2) Whiteside TL et al：Induced and natural regulatory T cells in human cancer. *Expert Opin Biol Ther* 12：1383-1397, 2012
3) Nishikawa H et al：Regulatory T cells in tumor immunity. *Int J Cancer* 127：759-767, 2010
4) Jacobs JF et al：Regulatory T cells in melanoma：the final hurdle towards effective immunotherapy? *Lancet Oncol* 13：32-42, 2012
5) Shimizu J et al：Induction of tumor immunity by removing CD25＋CD4＋T cells：a common basis between tumor immunity and autoimmunity. *J Immunol* 163：5211-5218, 1999
6) Wang B et al：Association of intra-tumoral infiltrating macrophages and regulatory T cells is an independent prognostic factor in gastric cancer after radical resection. *Ann Surg Oncol* 18：2585-2593, 2011
7) Miyara M et al：Functional delineation and differentiation dynamics of human CD4＋T cells expressing the FoxP3 transcription factor. *Immunity* 30：899-911, 2009
8) Saito T et al：Two FOXP3(＋)CD4(＋)T cell subpopulations distinctly control the prognosis of colorectal cancers. *Nat Med* 22：679-684, 2016
9) Nagase H et al：ICOS$^+$Foxp3$^+$TILs in gastric cancer are prognostic markers and effector regulatory T cells associated with Helicobacter pylori. *Int J Cancer* 140：686-695, 2017
10) Stephens GL et al：Engagement of glucocorticoid-induced TNFR family-related receptor on effector T cells by its ligand mediates resistance to suppression by CD4＋CD25＋T cells. *J Immunol* 173：5008-5020, 2004
11) Josefowicz SZ et al：Regulatory T cells：mechanisms of differentiation and function. *Annu Rev Immunol* 30：531-564, 2012
12) Kurose K et al：Phase Ia Study of FoxP3＋CD4 Treg Depletion by Infusion of a Humanized Anti-CCR4 Antibody, KW-0761, in Cancer Patients. *Clin Cancer Res* 21：4327-4336, 2015
13) Zitvogel L et al：Microbiome and Anticancer Immunosurveillance. *Cell* 165：276-287, 2016
14) Sivan A et al：Commensal Bifidobacterium promotes antitumor immunity and facilitates anti-PD-L1 efficacy. *Science* 350：1084-1089, 2015

腫瘍制御にかかわる各種細胞群

骨髄由来免疫抑制細胞（MDSC）と腫瘍制御

柴田昌彦[1,2]　権田憲士[2]　三村耕作[1,2,3]　河野浩二[2]　大戸　斉[1]　竹之下誠一[4]

MDSCは幼若な骨髄細胞で，骨髄外に遊走して末梢血，癌組織，リンパ節に到達し，強力な免疫抑制作用を有する細胞である．その免疫抑制メカニズムはアルギニン代謝を介したもの，TGF-βやIL-10，IL-17などのサイトカインやケモカイン，VEGFを介したもの，ROSやNOを介したものなど多様である．MDSCは炎症に際しても増加し，癌の進展と炎症の関連を考慮した治療を計画するうえできわめて重要である．このようなMDSCのTリンパ球を中心とした抑制系の歴史的理解に加え，最近では癌細胞あるいは間質に与える直接的な作用なども明らかにされてきた．このようにMDSCを制御する戦略がこれまでに増して重要になってきた．本稿では，MDSCの多くの活性と生理作用，癌との関連を解説し，治療についても考察したい．

はじめに

2013年，*Science*におけるブレークスルーはCancer Immunotherapyであったことは記憶に新しい[1]．すなわちイピリムマブやニボルマブなどの免疫チェックポイント阻害薬の大成功で，癌免疫療法は手術，化学療法，放射線治療につぐ「第4の癌治療」としての地位を確立し，かつてない注目を浴びている．しかし，本特集の骨髄由来免疫抑制細胞（myeloid-derived suppressor cells：MDSC）が高値を示す癌患者には十分な効果が期待できないとも報告された[2]．したがって，MDSCをターゲットとした治療が併用治療として成功す

[キーワード]
MDSC
がん免疫療法
免疫抑制
炎症

SHIBATA Masahiko, GONDA Kenji, MIMURA Kosaku, KONO Koji, OHTO Hitoshi, TAKENOSHITA Seiichi/福島県立医科大学1先端癌免疫治療研究講座，2消化管外科学講座，3プログレッシブDOHaD研究講座，4学長/理事長

ることが今後の免疫チェックポイント阻害薬を含めた癌免疫療法の発展につながると考えられる．

MDSCは癌と炎症に伴って出現する骨髄由来のheterogeneousな細胞群で，制御性T細胞（regulatory T cells：Tregs）とともにさまざまなメカニズムで免疫抑制をもたらす最も強力な抑制細胞の一つとされている．炎症がMDSCを誘導・増殖させることはよく知られており，治療を検討する場合には非常に重要な事実である[3,4]．近年，自己免疫性疾患での出現なども含めてその動態は徐々に明らかになってきた．またMDSCのTリンパ球を中心とした抑制系の歴史的理解に加え，最近では癌細胞あるいは間質に与える直接的な作用なども明らかにされ，MDSCを制御する戦略がこれまで以上に重要になってきた．

1. MDSCの同定

MDSCは，その誘導に働く炎症性サイトカインの種類や多寡が腫瘍の種類や進行度によって異なるため，さまざまな分化度を有するheterogeneousな骨髄細胞の集団である．MDSCはFlow

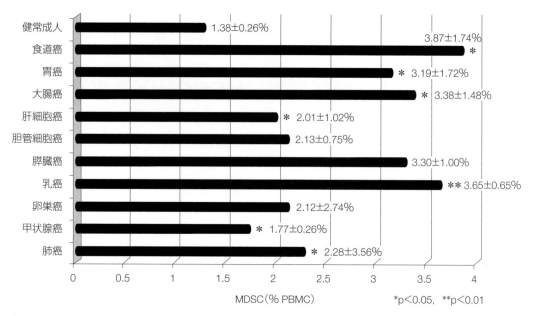

図1. 末梢血中MDSC濃度

(Ohki S et al, 2012[9])より改変引用)

Cytometryにより同定され，マウスにおいてMDSCはCD11b$^+$Gr1$^+$として腫瘍の進展や炎症に伴って腫瘍組織，末梢血，リンパ節に出現する．また，MDSCはGranulocytic MDSCとMonocytic MDSCに分類され，マウスにおいては前者がCD11b$^+$Gr1^{high}（CD11b$^+$Ly-6 G$^+$Ly6C^{low}），後者がCD11b$^+$Gr1^{low}（CD11b$^+$Ly-6 G$^-$Ly6C^{high}）で同定される[5)6)]．

これに対し，ヒトでは十分な解明がなされておらず，マウスにおけるGr1に該当する分子の発現も認められていない．このためヒトにおけるMDSCはCD11b$^+$CD14$^-$CD33$^+$あるいはLin-HLA-DR-CD33$^+$などとされている．さらに，Granulocytic MDSCはCD15を，Monocytic MDSCはCD14を発現すると考えられている．最近ではCD115, CD124, VEGF（vascular endothelial growth factor）-R, IL-4R（α）の発現の報告などがあり，今後さらに新しい特異的マーカーが同定される可能性がある[7)8)]．さまざまな悪性疾患で末梢血中のMDSC（CD11b$^+$CD14$^-$CD33$^+$）を測定した結果を図1に示す[9)]．

2．MDSCと免疫抑制

MDSCの構成がheterogeneousであるゆえに，多岐にわたる広範なメカニズムで自然免疫および獲得免疫ともに強く抑制される．

a）アルギニン代謝

アルギニン代謝は一酸化窒素（NO）とアルギナーゼが大きな働きを示す．前者はIFN-γやTNF-α などのProinflammatoryなシグナルで，後者はIL-4, IL-10などのようなAnti-inflammatoryなシグナルで免疫抑制が出現する．この結果，アルギニンは分解され，枯渇した状態ではT細胞がCD3のζ鎖を発現できずT細胞の増殖抑制と機能低下に陥る[10)]．

b）免疫抑制サイトカインの産生

MDSCからは，免疫抑制をもたらすTGF（transforming growth factor）-βやIL-10が産生される．これらにより樹状細胞の抗原提示能を低下させIL-12の産生を低下させてTh2（T-helper

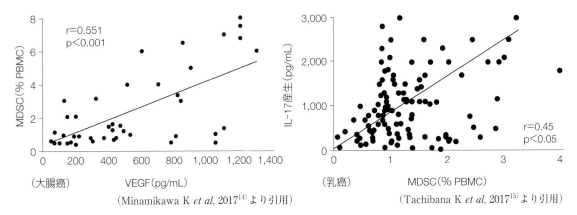

図 2. 末梢血 MDSC と VEGF, IL-17 との関連

type 2) 優位にシフトさせる. また CD8⁺ 細胞, CD4⁺ 細胞の活性を低下させ, これら T 細胞の増殖を抑制する. また NK 細胞の IFN-γ の産生を低下させ, T 細胞の細胞障害性を減弱する. さらに Treg を誘導して間接的にも T 細胞の活性化を抑制する. IL-10 はまたマクロファージの IL-12 の産生を低下させて Th1 の誘導を抑制するのみならず, 局所に浸潤するマクロファージを M1 type から M2 type にシフトさせる. すなわち, MDSC は Th2 polarization, M2 polarization の両者を介した免疫抑制が働く結果となる[4)5)11)]. さらに TGF-β は IL-23 とともに Th0 から Th17 への分化誘導をもたらす. Th17 から産生される IL-17 は当初, 自己免疫性疾患の炎症に関連する pro-inflammatory cytokine とされてきたが最近では腫瘍の進展や免疫抑制と相関し, tumor-promoting cytokine の一種と考えられるようになってきた. さらに IL-17 は γδT 細胞からも産生され, ケモカイン受容体 CXCR2 を介する MDSC の腫瘍局所への浸潤を亢進することや癌細胞に直接働いて悪性度を亢進することが認められている[12)13)]. また MDSC の誘導因子として重要な vascular endothelial growth factor (VEGF) も産生され, MDSC 自体の増殖につながっている. 図 2 に MDSC 値と, 大腸癌における血中 VEGF 濃度(左)[14)], 乳癌における IL-17 産生能(右)[15)] との関係をそれぞれ示すが, どちらも MDSC と有意に相関を示した.

c) 制御性 T 細胞の誘導

Treg は CD25⁺CD4⁺ の末梢性自己反応性 T 細胞を抑制する細胞群として同定され, そのマスター遺伝子 FoxP3⁺ を用いて測定される. Treg は MDSC と同様, 免疫寛容の維持に重要であると同時に腫瘍免疫においては代表的な抑制細胞である. Treg は当初から MDSC と並行して変動することが認められてきた. その誘導は MDSC から産生された TGF-β によるものが主体と考えられるが, MDSC のサブセットによってはそのほかの経路でも Treg が誘導されると考えられる[16)17)].

d) ROS と NO を介した免疫抑制

MDSC による活性酸素(ROS) と一酸化窒素(NO) の産生が認められる. ROS は腫瘍局所における免疫担当細胞の DNA 損傷を誘導し, MDSC のさらなる分化による減少を抑制し腫瘍組織への浸潤を高める. NO は抗原提示細胞の MHC Class II 発現を抑制し, T 細胞ではアポトーシスが誘導されて免疫抑制が増強される[4)5)18)].

3. MDSC と腫瘍増殖

MDSC は, これまで説明したような免疫抑制経路を介さない腫瘍増殖にも関連することが知られ

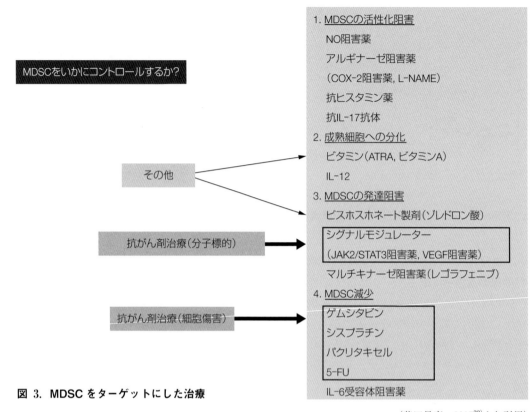

図 3. MDSC をターゲットにした治療

（柴田昌彦，2017[32]）より引用）

るようになってきた．卵巣がん細胞でMDSCがその stemness を増強し，予後にも影響する[19]とされた．また，膵臓癌ではSTAT3分子を有する monocytic MDSC が組織内の Cancer Stem Cells を増加させることが知られている[20]．さらに MDSC は癌組織における VEGF の産生臓器としても重要で，このために血管新生が起こり，かつ独自に癌局所を immunosuppressive な状況に変化させる．またMDSC は Bv8 というサイトカインを産生してMDSC の遊走能を高め血管新生をさらに助長する[21]．さらに granulocytic MDSC は TGF-β1 や epidermal growth factor（EGF）を介した epithelial-mesenchymal transition（EMT）により癌細胞の浸潤能，遊走能といった癌細胞の悪性形質を獲得し進展をもたらすとされる[22]．

4．MDSC と炎症

癌と炎症に関しては，古くは Carl Virchow による発癌の組織に炎症が関連するとの報告にはじまり，長きにわたって研究が続けられてきた．最近では癌の Progression や転移に関しても炎症が関与することが報告されるようになった．MDSCの誘導，増殖は癌のみならず外傷や炎症でも出現するとされ，炎症が関連するさまざまなサイトカインやケモカインの働きで未熟な骨髄細胞が髄外に出てさらに増殖するためと考えられる．筆者らの検討でも，多くの癌でMDSCが末梢血中に上昇していることが認められた[9]．そしてこれらの患者の MDSC の血中濃度は NLR（neutrophil/lymphocyte ratio）や CRP 値と有意に相関し，リンパ球のPHA 幼若化能（stimulation index：SI）と有意

に負の相関を示していた．NLRは簡便な数値であるが臨床的に炎症の程度をあらわし，高値になると免疫抑制も伴うとされる．リンパ球のPHA幼若化能はPHAの刺激によるリンパ球の細胞分裂を示し古典的な細胞性免疫能の指標である．すなわちMDSCは炎症の程度と細胞性免疫能の低下と相関することが認められた．さらに興味深いことに，このMDSC値，炎症の指標，細胞性免疫能の低下は，栄養の指標としてRapid Turnover Proteinの一員であるPrealbumin，Retinol Binding Proteinの値と負の相関を示し，この炎症を中心にした病態は栄養障害と予後不良との関連も明らかである[23)24)]．癌悪液質は体重減少と低蛋白血症を臨床的に示す複合的な病態であり，炎症を主体とする宿主免疫能の関与が大きいとされている．このようにMDSCの出現をもたらす炎症病態はがんが進行した状況での悪液質をもたらす免疫病態と類似する病態と考えられた[25)]．

5．MDSCをターゲットとした治療

免疫チェックポイント阻害薬はMDSCが多い症例では十分に効果が発揮されないとの結果を考慮すると，今後の癌治療がMDSCをコントロールすることに大きく左右されると考えられる．MDSCの活性化を抑える方法としてNO，アルギナーゼ，COX(cyclooxygenase)-2，IL-17などの炎症性サイトカインをそれぞれ阻害する薬剤があげられる[3)26)27)]．MDSCを成熟化させて抑制作用のない骨髄系の成熟細胞などに分化誘導させる方法[26)]としては，IL-12やATRA(all-trans retinoic acid)などのビタミン類も考えられるが，ゲムシタビン，シスプラチン，ドセタキセル，5-FU(フルオロウラシル)といった殺細胞性薬剤による化学療法でMDSCの低下も報告されてきた[29)〜31)]．また，すでに大腸がんの治療などで一般的となったベバシズマブ，ラムシルマブ，マルチキナーゼ阻害作用を有するレゴラフェニブなどのVEGFのシグナル伝達を阻害する薬剤はMDSCに対するVEGFの作用を考慮すると有効と考えられる(図3)[32)]．さらにMDSCの活性化・増殖因子としての生理作用からCSF(colony stimulating factor)，CXCR2，IL-6，IL-8，IDO(indoleamine2,3-dioxygenase)などを標的分子とした治療も計画，実行されており[33)〜37)]，今後の結果が待たれるところである．

文 献

1) Couzin-Frankel J：Breakthrough of the year 2013. Cancer immunotherapy. *Science* **342**：1432-1433, 2013
2) Meyer C et al：Frequencies of circulating MDSC correlate with clinical outcome of melanoma patients treated with ipilimumab. *Cancer Immunol Immunother* **63**：247-257, 2014
3) Atretkhany KN et al：Myeloid-derived suppressor cells and proinflammatory cytokines as targets for cancer therapy. *Biochemistry(Mosc)* **81**：1274-1283, 2016
4) Umansky V et al：The role of myeloid-derived suppressor cells(MDSC)in cancer progression. *Vaccines(Basel)* **36**, 2016
5) Gabrilovich DI et al：Myeloid-derived suppressor cells as regulators of the immune system. *Nat Rev Immunol* **9**：162-174, 2009
6) Youn JI et al：Subsets of myeloid-derived suppressor cells in tumor-bearing mice. *J Clin Invest* **117**：1155-1166, 2008
7) Manduzzato S et al：IL-4Ralpha+myeloid-derived suppressor cell expansion in cancer patients. *J Immunol* **182**：6562-6568, 2009
8) Kusmartsev S et al：Oxidative stress regulated expression of VEGFR1 in myeloid cells：link to tumor—induced immune suppression in renal cell carcinoma. *J Immunol* **181**：346-353, 2008
9) Ohki S et al：Circulating myeloid-derived suppressor cells are increased and correlate to immune suppression, inflammation and hypoalbuminemia in patients with cancer. *Oncol Rep* **28**：453-458, 2012
10) Rodriguez PC et al：Arginine metabolism in myeloid cells shapes innate and adaptive immunity. *Frontiers Immunol* **8**：93, 2017

11) Ostrand-Rosenberg S : Myeloid-derived suppressor cells : more mechanisms for inhibiting antitumor immunity. *Cancer Immunol Immunother* **59** : 1593-1600, 2010
12) Wu P et al : Gammadelta T17 cells promote the accumulation and expansion of myeloid-derived suppressor cells in human colorectal cancer. *Immunity* **40** : 785-800, 2014
13) Yan J et al : Innate γδT17 cells convert cancer-elicited inflammation into immunosuppression through myeloid-derived suppressor cells. *Oncoimmunol* **3** : 8, 2014
14) Minamikawa K et al : IL-17 and VEGF are significantly associated with disease progression involving systemic inflammation in patients with gastric and colorectal cancers. *Ann Cancer Res Ther* **25** : 67-76, 2017
15) Tachibana K et al : IL-17 and VEGF are increased and correlated to systemic inflammation, immune suppression, and malnutrition in patients with breast cancer. *Eur J Inflammation* **20** : 1-10, 2017
16) Serafini P et al : Myeloid-derived suppressor cells promote cross-tolerance in B-cell lymphoma by expanding regulatory T cells. *Cancer Res* **68** : 5439-5449, 2008
17) Hoechst B et al : A new population of myeloid-derived suppressor cells in hepatocellular carcinoma patients induces CD4＋CD25＋Foxp3＋T cells. *Gastroenterology* **135** : 234-243, 2008
18) Bogdan C : Nitric oxide synthase in innate and adaptive immunity : an update. *Trends Immunol* **36** : 161-178, 2015
19) Cui TX et al : Myeloid-derived suppressor cells enhance stemness of cancer cells by inducing microRNA101 and suppressing the corepressor CtBP2. *Immunity* **39** : 611-621, 2013
20) Panni RZ et al : Tumor-induced STAT3 activation in monocytic myeloid-derived suppressor cells enhances stemness and mesenchymal properties in human pancreatic cancer. *Cancer Immunol Immunother* **63** : 513-528, 2014
21) Hasnis E et al : Anti-Bv8 antibody and metronomic gemcitabine improve pancreatic adenocarcinoma treatment outcome following weekly gemcitabine therapy. *Neoplasis* **16** : 501-510, 2014
22) Toh B et al : Mesenchymal transition and dissemination of cancer cells is driven by myeloid-derived suppressor cells infiltrating the primary tumor. *PLoS Biol* **9** : e1001162, 2011
23) Shibata M et al : Systemic inflammation causing multiple clinical symptoms in gastrointestinal cancer. In Gastrointestinal cancers (eds by Tyagi AM et al), Nova Science Publishers, New York, 2017, pp.311-323
24) Balkwill F et al : Inflammation and cancer : back to Virchow? *Lancet* **357** : 539-545, 2001
25) Shibata M et al : Cachexia, Immunological participation. In Horizons in cancer research 58 (ed by Watanabe HS), Nova Science Publishers, New York, 2015, pp.20-31
26) Wesolowski R et al : Myeloid-derived suppressor cells-a new therapeutic target in the treatment of cancer. *J Immunother Cancer* **1** : 10, 2013
27) Rodriguez PC et al : Arginase I in myeloid suppressor cells is induced by COX-2 in lung carcinoma. *J Exp Med* **202** : 931-939, 2005
28) Nefedove Y et al : Mechanism of all-trans retinoic acid effect on tumor associated myeloid-derived suppressor cells. *Cancer Res* **67** : 11021-11028, 2007
29) Kodumudi KN et al : A novel chemoimmunomodulating property of docetaxel : suppression of myeloid-derived suppressor cells in tumor bearers. Clin *Cancer Res* **16** : 4583-4594, 2010
30) Vincent J et al : 5-fluorouracil selectively kills tumor-associated myeloid-derived suppressor cells resulting in enhanced T cell-dependent antitumor immunity. *Cancer Res* **70** : 3052-3061, 2010
31) Suzuki E et al : Gemcitabine selectively eliminates splenic Gr-1＋/CD11b＋myeloid suppressor cells in tumor-bearing animals and enhances antitumor immune activity. *Clin Cancer Res* **11** : 6713-6721, 2005
32) 柴田昌彦：癌患者で起きている生体の変化．消化器外科 **40** : 1575-1580, 2017
33) Pyonteck SM et al : CSF-1R inhibition alters macrophage polarization and blocks glioma progression. *Nat Med* **19** : 1264-1272, 2013
34) Casier PA et al : CSF1R inhibition with emactu-

zumab in locally advanced diffuse-type tenosynovial giant cell tumours of the soft tissue : a dose-escalation and dose-expansion phase I study. *Lancet Oncol* **16** : 949-956, 2015
35) Soliman HH *et al* : A first in man phase 1 trial of the oral immunomodulator, indoximod, combined with docetaxel in patients with metastatic solid tumors. *Oncotarget* **5** : 8136-8146, 2014
36) Steele CW *et al* : CXCR2 inhibition profoundly suppress metastases and augments- immunotherapy in pancreatic ductal adenocarcinoma. *Cancer Cell* **29** : 832-845, 2016
37) Highfill SI *et al* : Disruption of CXCR2-mediated MDSC tumor trafficking enhances anti-PD1 efficacy. *Sci Transl Med* **6** : 237ra67, 2014

Basic Science　　　　　　　　　　腫瘍制御にかかわる各種細胞群

免疫チェックポイント阻害薬と腫瘍制御

吉村 清*

腫瘍に対する免疫機構には，細菌やウイルス等の感染による異物排除の概念から発展した免疫機構とは異なる点がある．これを克服するために負の免疫機構に注目し，生まれた概念が「免疫チェックポイント」である．がん免疫療法の開発においては，以前は免疫システムの活性化が注目されてきたが，これに加えて腫瘍微小環境において「免疫の編集」が起こることから，免疫機構における抑制系の解除といった概念が重要であるとわかった．この免疫チェックポイント分子(immune checkpoint molecule)とは，免疫細胞などに発現し，免疫細胞の機能を負に制御する分子群のことである．CTLA-4(cytoxic T-lymphocyte associated protein 4)やPD-1(programmed cell death-1)などの免疫チェックポイントを標的とした抗体薬がおもに開発されている．抗PD-1あるいはPD-L1抗体を用いた免疫療法は，今後，がんの治療そのものをかえると考えられる．

はじめに

免疫チェックポイント分子は，cytotoxic T-lymphocyte associated protein 4(CTLA-4)やprogrammed cell death-1(PD-1)などに代表される．免疫チェックポイントを標的とした中和抗体による免疫療法は，今後のがん治療の柱になると考えられる．これを支える免疫モニタリングによるバイオマーカー探索に関しても進歩がみられる．がんへのT細胞浸潤が有効性の鍵となることや，これらにはマイクロサテライト不安定性が関係していることが明らかとなった．さらには遺伝子変異由来のネオアンチゲンに対する免疫応答が注目されている．

〔キーワード〕
免疫チェックポイント阻害薬
PD-1
ネオアンチゲン

YOSHIMURA Kiyoshi/*国立がん研究センター中央病院先端医療科・先端医療開発センター免疫療法開発分野

1．副シグナルとしての免疫チェックポイント

T細胞の活性化には主要組織適合遺伝子複合体(MHC)抗原-ペプチド複合体と抗原ペプチドに特異的なT細胞受容体(TCR)の結合によるCD3を介した主シグナルだけでなく，抗原提示細胞上のCD80/86と結合するT細胞上のCD28などの共刺激因子による副シグナル(共シグナル)が必要である．副シグナルに関連して，T細胞上をはじめとした細胞上に発現し活性化を負に制御する分子を免疫チェックポイント分子といい，CTLA-4やPD-1が代表的である．他にもlymphocyte activation gene-3(LAG3)，T cell immunoglobulin mucin-3(TIM3)，T-cell immunoreceptor with Ig and ITIM domains(TIGIT)などの分子が多数，同定されている[1〜4]．免疫チェックポイント分子には免疫系の過剰な活性化を抑制する役割があり，一部の腫瘍では腫瘍免疫回避のために免疫チェックポイント分子に対するリガンドが発現し，T細胞の活性化を抑制していると考えられている(図1)．

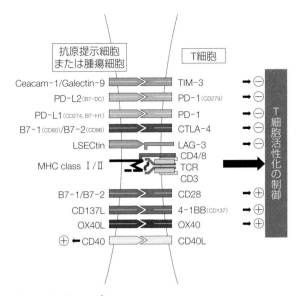

図1. 免疫シナプス
MHC/TCR間と副シグナルの代表を示す.

2. CTLA-4

CTLA-4(cytotoxic T-lymphocyte-associated protein 4, CD152)は，活性化したT細胞や制御性T細胞(Treg)に発現している．CTLA-4はCD28のリガンドである抗原提示細胞上のCD80(B7-1)やCD86(B7-2)に対して，CD28よりも高い親和性で結合することによりCD28の活性化を阻害し，CTLA-4の細胞内ドメインを介して抑制性共シグナルを伝達する．T細胞免疫活性の収束や過剰なT細胞免疫応答の抑制にかかわる重要な分子であることがわかっている[3]．

その後，マウス実験にてCTLA-4に対する阻害抗体の投与で腫瘍が排除されることを示した[5]．CTLA-4は制御性T細胞上にも強く発現しており，抗CTLA-4抗体の作用メカニズムに制御性T細胞機能の活性低下が関与している可能性も示唆されている[6]．

3. PD-1/PD-L1

PD-1(Programmed cell death 1, CD279)分子は，CD28ファミリーに属する，免疫抑制性補助シグナル受容体であり，T細胞の細胞刺激により発現が誘導される遺伝子として単離同定された[4]．PD-1は，活性化したT細胞，B細胞および骨髄系細胞に発現する．慢性的な抗原刺激によりPD-1シグナルが持続的に与えられると，T細胞は疲弊状態になり，その機能を喪失することが知られている．PD-L1がPD-1に結合することで，CD3下流シグナルやPhosphoinositide 3-kinase(PI3K)の活性化が阻害され，T細胞の活性化が抑制される(図2)．

末梢性免疫寛容や自己免疫疾患，移植免疫，後天性免疫不全症候群(AIDS)，そしてがんによる免疫抑制と多岐にわたり中心的役割を担う分子であることが示された[4]．PD-L1は正常組織と比較して腫瘍組織で発現が増加している．腫瘍がPD-L1を発現して免疫から逃避するメカニズムには，もともとの腫瘍自体にPD-L1が発現している場合(innate immune resistance)と，腫瘍浸潤リンパ球(tumor infiltrating lymphocytes：TILs)により腫瘍細胞におけるPD-L1発現が誘導される場合(adaptive immune resistance)があると考えられている(図3)．

PD-1のリガンドには，PD-L1(CD274, B7-Hl)に加えてPD-L2(CD273, B7-DC)がある．マウスでの研究ではPD-L2に対するPD-1とは別に共刺激受容体の存在を示唆するデータはあるものの，いまだその存在は明確には確認されていない[7]．CTLA-4経路はおもにリンパ節で抗原情報をもつ樹状細胞からT細胞へ抗原を提示する際に働くが，PD-1経路はおもに末梢組織で働き，標的細胞への免疫抑制にかかわっているとされている[8]．基盤的研究を経て，抗PD-1/PD-L1抗体の臨床応用が進められた．

4. PD-L1発現と臨床効果

抗PD-1抗体ペムブロリズマブの第Ⅰ相臨床試

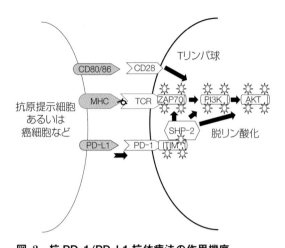

図 2. 抗 PD-1/PD-L1 抗体療法の作用機序
CD3 下流シグナルや Phosphoinositide 3-kinase（PI3K）の活性化（リン酸化）が阻害（脱リン酸化）され，T 細胞の活性化が抑制される．

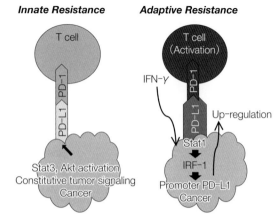

図 3. PD-L1 発現機構
腫瘍に PD-L1 が発現している場合の免疫逃避（innate immune resistance）と，活性化した TILs により腫瘍細胞において PD-L1 発現が誘導される場合の免疫逃避（adaptive immune resistance）があると考えられており，後者が重視されている．

験（KEYNOTE-001）では，抗 PD-L1 抗体を用いて免疫組織化学（immunohistochemistry：IHC）による評価がおこなわれ，腫瘍部における PD-L1 陽性細胞が 1％未満，1〜49％，50％以上に層別化すると，50％以上の症例がそれ以外と比較して奏効割合，無増悪生存期間（progression-free survival：PFS），全生存期間（overall survival：OS）ともに良好である傾向が示された．一方で非小細胞肺がんにおけるニボルマブの第Ⅲ相臨床試験では，非扁平上皮がん（CheckMate 057）における腫瘍の PD-L1 発現がニボルマブの効果予測因子となったものの，扁平上皮がん（CheckMate 017）における効果との関連がみられなかった．抗 PD-L1 抗体アテゾリズマブの第 1 相臨床試験においては，腫瘍に PD-L1 が発現するのと同じく腫瘍浸潤免疫細胞（リンパ球およびマクロファージ，樹状細胞）でも PD-L1 が発現しており，効果予測因子となる可能性が示唆された[9]．プラチナ製剤既治療尿路上皮がんにおけるアテゾリズマブの第Ⅱ相試験（IMvigor210）では，腫瘍浸潤免疫細胞における PD-L1 発現のみに着目して解析がおこなわれ，免疫細胞における PD-L1 発現が 5％以上の症例では，それ未満と比較して有意に生存期間を延長した．

免疫組織学的染色における PD-L1 の発現が同一組織内でしばしば不均一であることが指摘されている[10)〜12)]．PD-L1 の発現はもともと動的であると考えられているが，この発現の変動制は同一検体内でも存在することが指摘されており，これはがんの不均一性に由来するものなのか免疫学的因子との相互関係に由来するものなのか，現在，検索されている．

5．マイクロサテライト不安定性

腫瘍内に浸潤する腫瘍浸潤リンパ球（tumor infiltrating lymphocytes：TILs）の存在は，抗腫瘍免疫において重要である．悪性黒色腫においては，PD-L1 発現腫瘍が腫瘍浸潤リンパ球周囲に限局していることから，腫瘍浸潤リンパ球が炎症サイトカインを分泌することで腫瘍が PD-L1 を発現するようになるとも考えられている[8]．他のがん腫においても腫瘍における PD-L1 発現が，腫瘍浸潤リンパ球を含む免疫細胞浸潤の程度と関連していた[10]．

大腸がんは免疫チェックポイント不応性のものが多いと考えられているが，キラー CD8 陽性 T

細胞(CTL)やI型ヘルパーT細胞(Th1)の腫瘍への浸潤があるものは抗腫瘍効果が期待できる．この腫瘍の境界付近"invasive front"におけるT細胞浸潤の有無は腫瘍の微小環境においてミスマッチ修復能に関連していることがわかった．ミスマッチ修復能をマイクロサテライト不安定性(MSI)の有無で検索をおこなうことで，MSIがあればマイクロサテライトが安定(MSS)した症例にくらべ，CTL/Th1がinvasive frontあるいは腫瘍内に多く存在することの予測が成り立つことが判明している[13]．ここでは同時に別の免疫チェックポイント分子であるLAG-3も同時に検索しており，PD-1の発現にくらべ穏やかにT細胞での発現を認めた．抗PD-1抗体であるペンブロリズマブの第I相臨床試験における検討では，ペンブロリズマブが奏効した症例において，invasive frontでのCD8陽性T細胞，PD1陽性細胞，PD-L1陽性細胞の密度が有意に高かった[15]．

6．新生抗原：ネオアンチゲン

免疫チェックポイント阻害薬の有効性が得られたメラノーマや非小細胞肺がん症例の検証では，体細胞変異が他のがん種にくらべて多く，個々のがんに存在する変異タンパク質由来の新生抗原(mutant neoantigen)が認識されている可能性が示唆されている[13,14]．腫瘍におけるアミノ酸置換を伴う体細胞突然変異(somatic nonsynonymous mutation)の数が，ペンブロリズマブの臨床効果と関連しているというものである．体細胞突然変異が多い腫瘍では，遺伝子変異由来の新生抗原とよばれる抗原が増加しており，それを新生抗原特異的T細胞が認識して腫瘍を攻撃することを抗PD-1抗体が増強しているとの機序が考えられている．Whole exome sequencingによりnonsynonymous mutation数を測定したところ，部分奏効もしくは安定が6ヵ月以上持続するdurable clinical benefit(DCB)群とno durable benefit(NDB)群の比較で，それぞれの奏効率は63% vs. 0%，PFS中央値は14.5 vs. 3.7ヵ月と，有意差を認めた．新生抗原を認識するTILsの投与により高いがん治療効果が得られること，新生抗原のワクチンにより抗腫瘍効果が誘導できることが報告され，その治療標的としての重要性が示唆されている[15,16]．

7．3'非翻訳領域の構造異常

DNAの修復や複製に重要な前述の遺伝子の変異が認められる症例では，ペンブロリズマブの効果が認められた．この検討では，PD-L1を発現していても遺伝子変異数が少ない症例では臨床効果に乏しかったと報告されている．あるいは3'非翻訳領域の構造異常がPD-L1の高い発現を引き起こすことが，さまざまな悪性腫瘍において確認された[17]．少なくとも成人T細胞白血病，びまん性大細胞型リンパ腫，胃がんで確認されており，3'側非翻訳領域の切断による転写産物の安定化を介したPD-L1遺伝子の高い発現が認められている．

おわりに

本稿では免疫チェックポイントの概念，とくに臨床開発が進むCTLA-4，PD-1/PD-L1抗体療法を中心に，このバイオマーカー開発に際してのPD-L1発現と臨床効果，マイクロサテライト不安定性，ネオアンチゲン，3'非翻訳領域の構造異常について述べた．

今後，有効性の高い患者の選択，従来の方法では有効性が期待できない患者への挑戦，新規がん種への展開が免疫チェックポイント阻害薬を主軸に進むと考えられる．

文献

1) Pardoll DM：The blockade of immune checkpoints in cancer immunotherapy. *Nat Rev Cancer* **12**：252-264, 2012
2) Chen L *et al*：Molecular mechanisms of T cell co-stimulation and co-inhibition. *Nat Rev Immunol* **13**：227-242, 2013

3) Brunet JF et al : A new member of the immunoglobulin superfamily--CTLA-4. *Nature* **328** : 267-270, 1987
4) Ishida Y et al : Induced expression of PD-1, a novel member of the immunoglobulin gene superfamily, upon programmed cell death. *EMBO J* **11** : 3887-3895, 1992
5) Leach DR et al : Enhancement of antitumor immunity by CTLA-4 blockade. *Sciencs* **271** : 1734-1736, 1996
6) Takahashi T et al : Immunologic self-tolerance maintained by CD25(+)CD4(+)regulatory T cells constitutively expressing cytotoxic T lymphocyte-associated antigen 4. *J Exp Med* **192** : 303-310, 2000
7) Shin T et al : In vivo costimulatory role of B7-DC in tuning T helper cell 1 and cytotoxic T lymphocyte responses. *J Exp Med* **201** : 1531-1541, 2005
8) Anagnostou VK et al : Cancer immunotherapy : a future paradigm shift in the treatment of non-small cell lung cancer. *Clin Cancer Res* **21** : 976-984, 2015
9) Herbst RS et al : Predictive correlates of response to the anti-PD-L1 antibody MPDL3280A in cancer patients. *Nature* **515** : 563-567, 2014
10) McLaughlin J et al : Quantitative Assessment of the Heterogeneity of PD-L1 Expression in Non-Small-Cell Lung Cancer. *JAMA Oncol* **2** : 46-54, 2016
11) Velcheti V et al : Programmed death ligand-1 expression in non-small cell lung cancer. *Lab Invest* **94** : 107-116, 2014
12) Wimberly H et al : PD-L1 Expression Correlates with Tumor-Infiltrating Lymphocytes and Response to Neoadjuvant Chemotherapy in Breast Cancer. *Cancer Immunol Res* **3** : 326-332, 2015
13) Borghaei H et al : Nivolumab versus Docetaxel in Advanced Nonsquamous Non- Small-Cell Lung Cancer. *N Engl J Med* **373** : 1627-1639, 2015
14) Herbst RS et al : Pembrolizumab versus docetaxel for previously treated, PD-L1- positive, advanced non-small-cell lung cancer(KEYNOTE-010) : a randomised controlled trial. *Lancet* **387** : 1540-1550, 2016
15) Gros A et al : PD-1 identifies the patient-specific $CD8^+$ tumor-reactive repertoire infiltrating human tumors. *J Clin Invest* **124** : 2246-2259, 2014
16) Schumacher T et al : A vaccine targeting mutant IDH1 induces antitumour immunity. *Nature* **512** : 324-327, 2014
17) Kataoka K et al : Aberrant PD-L1 expression through 3'-UTR disruption in multiple cancers. *Nature* **534** : 402-406, 2016

特集〈Clinical Science〉免疫疾患と眼炎症

序

亀田秀人*

　我々は情報の80％以上を視覚から得ており、それが「歩きスマホ」が非常に危険な行為とされる所以である．生活習慣の変化により，眼精疲労やドライアイは現代人にとって一層深刻となっている．眼は免疫特権(immune privilege)を有する臓器の一つであり，それが角膜移植の生着率の高さにも関連しているが，全身性疾患に伴いさまざまな眼炎症が生じることも事実である．

　近年，脊椎関節炎(spondyloarthritis：SpA)に対する生物学的製剤の開発が相次いでいる．SpAでは，皮膚や消化管とともに眼にも炎症をきたしやすいことが知られ，眼科医からぶどう膜炎の鑑別を依頼される機会も多く，全身性感染症や免疫疾患の鑑別・除外には十分な知識が必要である．免疫疾患による眼炎症に対しては，眼科と協同で免疫抑制薬や生物学的製剤の投与前のスクリーニング，投与開始後のモニタリングをおこなう医療連携も普及している．ドライアイを生じる代表的疾患であるシェーグレン症候群の基礎的・臨床的研究も進展しており，T細胞のco-stimulatory分子を介した活性化を阻害する生物学的製剤の治験なども進められている．

　さらには全身性エリテマトーデスに対し，2015年，米国から遅れること60年にして，わが国でも抗マラリア薬であるヒドロキシクロロキンが承認された．網膜症などの安全性が日本人でも欧米人等と同程度なのかを検証しながら，注意深いスクリーニングとモニタリングがおこなわれている．

　かかる状況において，眼炎症研究の最前線，ぶどう膜炎の鑑別疾患，炎症性癌疾患に対する生物学的製剤治療，ドライアイの病態と最新治療，ヒドロキシクロロキンによる眼副作用について，それぞれわが国を代表する眼科エキスパートの先生方に執筆してもらった．ご多忙にもかかわらず快く引き受けてくださった各執筆者に心より感謝申し上げるとともに，本特集が免疫疾患と眼炎症の現時点における到達点の理解，そしてそこからの飛躍の一助となることを期待する次第である．

KAMEDA Hideto/＊東邦大学医学部内科学講座膠原病学分野

免疫疾患と眼炎症

眼炎症研究の最前線

北市伸義[1,2]　石田 晋[2]

　ベーチェット病は，その多発地域が日本を含むユーラシア大陸/北アフリカ大陸のシルクロード地域に偏在し，中央アジアやカスピ海・カフカス地方の諸民族でも患者が確認された．Th1/Th17に免疫状態が偏倚していると考えられており，日本人ベーチェット病患者でTh2関連アレルギー疾患の合併率が健常者より低かった．眼の調節機能の酷使による眼精疲労に対して，二重盲検臨床試験で抗酸化食品因子のアスタキサンチン，アントシアニンが自覚的にも他覚的にも有効性を示した．

はじめに

　従来，眼科領域では，たとえば角膜炎，結膜炎，ぶどう膜炎，視神経炎などのように，病名自体が炎症であることを表していた．なかでも内因性ぶどう膜炎は炎症・免疫との関係が深い．一方，これまで炎症ではなく加齢によるとされていた，さまざまな病態や症状にも慢性微小炎症がかかわっていることが近年，明らかになってきている．事実，コンピュータやスマートフォンの普及で急増している眼精疲労に対し，抗酸化作用・抗炎症作用を期待した食品因子による介入研究が進んでいる．本稿では頻度の高い内因性ぶどう膜炎としてのベーチェット病と，眼の酷使に起因する眼精疲労・調節機能を取りあげ，筆者らの研究成果を中心に最近のトピックスを解説する．

〔キーワード〕
ベーチェット病
シルクロード
アレルギー疾患
眼精疲労

KITAICHI Nobuyoshi, ISHIDA Susumu/1 北海道医療大学病院眼科，2 北海道大学大学院医学研究院眼科学教室

1．ベーチェット病

　ベーチェット病は，口腔内アフタ性潰瘍などの口腔粘膜症状，結節性紅斑などの皮膚症状，外陰部潰瘍などの外陰部症状，ぶどう膜炎などの眼症状を4主症状とし，急性炎症発作を反復する全身性疾患である．失明率の高い難治性疾患であるが，最も強い疾患関連遺伝子は民族・人種を問わず*HLA-B51*であり，日本を含むシルクロード諸国の若年者に好発する．

a）アレルギー疾患合併率が低い

　ベーチェット病はTh1/Th17関連全身性炎症疾患である一方，アレルギー疾患では全身の免疫状態がTh2に偏倚していると考えられている．筆者ら[1]は，21の眼科施設を受診した353人のベーチェット病患者におけるアレルギー疾患の既往を全国規模で検討した．

　ベーチェット病の主症状発現率は，口腔内アフタ性潰瘍95.8％，眼症状98.6％，皮膚症状72.5％，外陰部症状44.8％で，おおよそ従来の報告と同じであった．アレルギー疾患の既往は患者の20.7％にみられた．日本国民のアレルギー疾患有病率は

特集〈Clinical Science〉免疫疾患と眼炎症

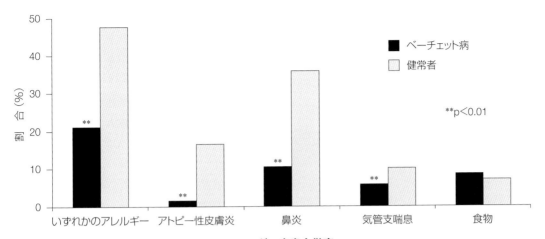

図1. 日本人ベーチェット病患者におけるアレルギー疾患合併率
健常者と比較して、ベーチェット病患者ではアトピー性皮膚炎、アレルギー性鼻炎、気管支喘息、およびいずれかのアレルギー疾患合併率が有意に低頻度であった（p＜0.01）。

(Horie Y et al, 2016[1])より改変引用)

47.6%であることから、ベーチェット病患者ではその危険率が0.29と低下（$p=4.9×10^{-22}$）していた。患者群ではアトピー性皮膚炎が1.4%（一般では16.5%）、アレルギー性鼻炎が10.2%（35.7%）、気管支喘息が5.4%（9.9%）、食物アレルギーが8.5%（7.0%）でみられた。ベーチェット病患者では、食物アレルギー以外のアレルギー疾患の既往が一般国民より少ない（p＜0.01）（図1）[1]。他の先進国や発展途上国でもこの傾向が普遍的にみられるかは、今後さらなる研究が必要である。

b）やはりシルクロード沿いの民族に多発する

ベーチェット病は日本から地中海にかけて、ユーラシア大陸のシルクロード沿いに多発地域が偏在している。しかし、中央アジアなどの旧ソビエト連邦地域では十分な調査がされておらず、実態が不明である。筆者らは以前からこれらの地域で調査を進めてきた。

ロシア医科学アカデミーリウマチセンターで現地調査すると、確かにベーチェット病患者が存在し、臨床像も日本人など他民族とほとんど同じである。しかし、じつにその半数以上（57.6%）が、アゼルバイジャン人、アルメニア人、チェチェン人、ダゲスタン人などのカスピ海と黒海に挟まれた山岳地帯である狭いカフカス（コーカサス）地方の出身者であった（図2）[2]。彼らはいずれもロシア国内ではわずか1%程度しかいない少数民族であるが、ベーチェット病が多発するチュルク系民族に分類される。発症率は白人ロシア人の数十倍〜数百倍と推定される。現在、カザフスタン、キルギスタン、モンゴルなどでも現地調査を続けており、日本人と同様の臨床像を呈する患者が確認できる。これまで不明だったシルクロードの諸民族にもベーチェット病患者の存在が確かめられたが、なぜシルクロード沿いの民族にのみ発症するかは、さらなる研究が必要である。

c）眼症状に対するHLA-B51遺伝子の関与はユーラシア大陸を東へ向かうほど強い

クラスⅠである*HLA-B51*はすべての民族を通じて最も強く相関する疾患関連遺伝子であるが、その関連の強さは世界的にみて同じなのであろうか。筆者らが臨床像と遺伝子解析が確実に検討された英文既報18編をレビューしたところ、眼症状

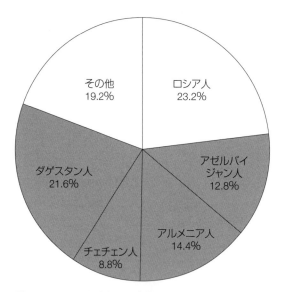

図2. ロシア医科学アカデミーリウマチセンターでのベーチェット病患者の出身
1990年～2010年までの21年間で250人がベーチェット病と診断・登録された。そのうちアゼルバイジャン人，アルメニア人，チェチェン人，ダゲスタン人のカフカス（コーカサス）地方出身者が過半数を占めた。

(Lennikov A et al, 2015[2]) より改変引用）

と HLA-B51 遺伝子との間には予想通り非常に強い関連がみられた（オッズ比1.76, p=0.000057）。オッズ比を地域別にみると，ユーラシア大陸の西部で1.28，中央部で1.87，東部で2.40となっており，東ほど強くなる[3]。このことは，眼症状の発症に関し，日本など東へいくほど遺伝素因が，逆にヨーロッパなど西へいくほど環境要因の関与が比較的強い可能性を示唆している。ただしベーチェット病発症の具体的な引き金や環境要因は現在も不明であり，今後さらなる研究が必要である。

2. 眼精疲労・眼調節機能

ヒトは外界からの情報の80%を視覚に依存する生物であり，加速度的な情報化の進展は眼への負担をこれまで以上に過酷にしている。近年，眼の調節機能の酷使とそれにともなう眼精疲労に対しても，炎症という切り口から抗酸化作用をもつ食品因子による介入が研究されている[4]。

a）アスタキサンチン

アスタキサンチンは，サケ，イクラなどに広く存在し，強力な抗酸化作用を有する橙色のカロテノイドである。筆者らはヒトでの臨床試験を試みた。被験者は，パソコン業務などが多く日常的に眼精疲労を自覚する健康成人で，試験食品を4週間連日経口摂取した。アスタキサンチン6mg経口摂取群とプラセボ群に分け，眼精疲労と調節機能を二重盲検法で比較した。摂取開始後の準他覚的調節力はアスタキサンチン群で有意に改善し，その効果は摂取日数が長くなるほど増強した[5]。自覚的視覚アナログスケール（VAS）法を用いて摂取前後の客観的眼精疲労度評価もおこなった。その結果，「目が疲れやすい」「目がかすむ」「眼の奥が痛い」「しょぼしょぼする」「まぶしい」「肩が凝る」「腰が痛い」「イライラしやすい」の8項目で有意な改善がみられた[5]。健常者を対象にレーザースペックルフローグラフィー（LSFG）を用いて眼底の血流速度を精密に測定したところ，アスタキサンチン摂取群では眼底血流速度が有意に増加していた[6]。

サケやイクラは古来人類が摂取してきた食品であり，安全性は高いと考えられる。奏功機序は強力な抗酸化作用による活性酸素除去，その結果としての転写因子抑制による抗炎症効果と血流改善と考えられるが，詳細なメカニズムの解明には，今後さらなる研究が必要である。

b）アントシアニン（ビルベリー/ブルーベリー）

アントシアニンは，フラボノイドに属する天然由来の青色や紫色を特徴とする化合物の総称で，果実や花，野菜を通じて経口摂取される。筆者らは健康成人30名に，スカンジナビア産標準ビルベリー抽出物160mgまたはプラセボを28日間摂取させ，二重盲検眼精疲労試験をおこなった。試験開始日と終了日にスマートフォンを用いたゲームを20分間おこない，調節負荷をかけた。各種眼調

特集〈Clinical Science〉免疫疾患と眼炎症

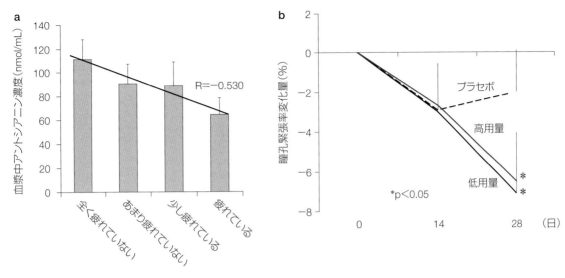

図 3. 二重盲検ビルベリーエキス摂取眼精疲労臨床試験
a) 血漿中アントシアニン濃度が高いほど眼精疲労は軽度であった.
b) 摂取群では有意に他覚的調節力が改善した($p<0.05$).

(堀江幸弘ら, 2016[7]より改変引用)

節検査後に10分間休息して同様の検査をおこない, 回復程度を検討した. 28日目には調節負荷前の「最近の眼の疲れ」と負荷をおえての「休息後の眼の疲れ」が摂取群では有意に軽減し, 疲労軽減度は血中アントシアニン濃度に依存した(**図3a**). 他覚的調節機能は, 近見反応瞳孔輻輳測定装置を用いて瞳孔の縮瞳率で評価するが, 摂取群で縮瞳率の有意な改善がみられ, 調節力の回復が顕著であった(**図3b**)[7]. 近年は眼の屈折・調節の検査機器にパソコンを外付けし, 調節微動高周波成分(HFC)を検出して眼の毛様体緊張度を解析するソフトウエアも開発されている. この試験でも同様にHFCは摂取群でプラセボ群より有意に減少しており, 毛様体の緊張が軽減していた[8].

アントシアニンを豊富に含むビルベリーやブルーベリーは古来人類が摂取してきた食品であり, 安全性は高いと考えられる. 奏功機序は抗酸化作用による活性酸素除去, その結果としての転写因子抑制による抗炎症効果と考えられるが, 詳細なメカニズムの解明には今後さらなる研究が必要である.

おわりに

ヒトは外界からの情報の80%を視覚に依存する生物であるから, ときには世界的視野で, ときには病院を受診しない人々の眼にも思いを馳せたい. 今回はベーチェット病と眼精疲労を取り上げたが, 炎症は非常に多くの病態にかかわっている. 炎症の研究を通して多くの眼疾患の病態解明や治療・介入のさらなる進歩を期待したい.

文 献

1) Horie Y et al : Ocular Behcet's disease is less complicated with allergic disorders- A nationwide survey in Japan. *Clin Exp Rheumatol* **34** : 111-114, 2016
2) Lennikov A et al : Single center study on ethnic and clinical features of Behcet's disease in Moscow, Russia. *Clin Rheumatol* **34** : 321-327, 2015
3) Horie Y et al : HLA-B51 carriers are susceptible to ocular symptoms of Behcet's disease and the association between the two becomes stronger towards the east along the Silk Road-A literature survey. *Ocul Immunol Inflamm* **25** : 37-40,

2017
4) 北市伸義ほか：眼科領域の食品因子研究の現状. 医学のあゆみ **261**：613-618, 2017
5) 白取謙治ほか：アスタキサンチンの調節機能および疲れ目におよぼす影響-健常成人を対象とした効果確認試験. 臨床医薬 **21**：637-650, 2005
6) Saito M *et al*：Astaxanthin increases choroidal blood flow velocity. *Graefes Arch Clin Exp Ophthalmol* **250**：239-245, 2012
7) 堀江幸弘ほか：標準ビルベリーエキス含有食品摂取による眼精疲労改善効果-ランダム化二重盲検プラセボ対照試験. あたらしい眼科 **33**：1795-1800, 2016
8) 小斉平麻里衣ほか：標準ビルベリーエキス含有食品摂取による眼疲労抑制効果-ランダム化二重盲検プラセボ対照クロスオーバー試験. 薬理と治療 **43**：1741-1749, 2015

免疫疾患と眼炎症

ぶどう膜炎の鑑別疾患

長谷川英一*　園田康平*

多くの膠原病・自己免疫疾患で全身血管炎が起きるが，眼では血管が豊富なぶどう膜に炎症が生じる．ぶどう膜炎の原因疾患は多岐にわたるが，原因が感染性か非感染性かによりステロイド治療の可否等，その後の治療が大きく異なってくるため，鑑別は非常に重要である．炎症の局在や質で原因疾患を推察しながら診察・検査を進めていく必要がある．本稿では，頻度の多いぶどう膜炎を起こす疾患についてその特徴や治療法について概説する．

はじめに

ぶどう膜は，虹彩・毛様体・脈絡膜の総称で，血管が豊富に存在するため微生物や腫瘍細胞が到達しやすく，また免疫細胞も豊富なため感染防御反応に加えて自己免疫反応による炎症の場となりやすい．このぶどう膜に生じる炎症に加え，網膜など周辺組織も含めた眼内に起こる炎症を，総称してぶどう膜炎とよぶことが多い．2009年に，わが国の主要大学病院36施設でぶどう膜炎の原因疾患の疫学調査をおこなったところ，サルコイドーシスの頻度が最も高く(10.6％)，ついでVogt-小柳-原田病(7.0％)，急性前部ぶどう膜炎(6.5％)の順であった(**表1**)[1]．ぶどう膜炎は，その原因疾患により大きくは非感染性ぶどう膜炎と感染性ぶどう膜炎に分けられ，同疫学調査によると，非感染ぶどう膜炎が75％，感染性ぶどう膜炎が25％であった．非感染性ぶどう膜炎は自己免疫疾患にかかわるものが多く，炎症が眼内に波及することでぶどう膜炎を合併する．本稿ではぶどう膜炎をみた際に鑑別すべき疾患について述べる．

1．非感染性ぶどう膜炎

a）サルコイドーシスに伴うぶどう膜炎

サルコイドーシスは非乾酪性類上皮細胞肉芽腫性疾患で，種々の臓器に病変が生じる．肺，眼，心臓，皮膚で罹患率が高く，眼病変は20～50％で合併し[2]，症状としては汎ぶどう膜炎が多い．男性では20～30代に多く，女性では20代と60代の二峰性を示す．特有の眼所見はなく，肉芽腫性前部ぶどう膜炎所見である豚脂様角膜後面沈着物や，虹彩結節，隅角結節，硝子体混濁，網膜血管炎，網脈絡膜滲出斑などがみられ，診断はこれら複数の眼所見から総合的に判断しておこなう(**表2**)[3]．しかし，症状が多彩で早期の確定診断が難しいことがあり，呼吸器科や皮膚科と連携し診断をつけていく．治療は副腎皮質ステロイドの点眼や内服をおこなう．

b）Vogt-小柳-原田病

Vogt-小柳-原田病は，メラノサイトに対する自己免疫反応によって起こる汎ぶどう膜炎で，

〔キーワード〕
自己免疫反応
非感染性ぶどう膜炎
感染性ぶどう膜炎

HASEGAWA Eiichi, SONODA Koh-Hei／＊九州大学大学院医学研究院眼科学

表 1. わが国におけるぶどう膜炎初診患者の疾患別頻度（2009年）

疾患名	症例数	頻度(%)	疾患名	症例数	頻度(%)
サルコイドーシス	407	10.6	HTLV-1関連ぶどう膜炎	29	0.8
Vogt-小柳-原田病	267	7.0	炎症性腸疾患関連ぶどう膜炎	28	0.7
急性前部ぶどう膜炎	250	6.5	MPPE	28	0.7
強膜炎	235	6.1	他の全身疾患関連ぶどう膜炎	27	0.7
ヘルペス性虹彩毛様体炎	159	4.2	周辺部ぶどう膜炎	26	0.7
ベーチェット病	149	3.9	多発性脈絡膜炎	23	0.6
細菌性眼内炎	95	2.5	Fuchs虹彩異色性虹彩毛様体炎	21	0.5
仮面症候群	95	2.5	APMPPE	16	0.4
Posner-Schlossmann症候群	69	1.8	TINU症候群関連ぶどう膜炎	15	0.4
網膜血管炎	61	1.6	梅毒関連ぶどう膜炎	15	0.4
糖尿病虹彩炎	54	1.4	水晶体起因性ぶどう膜炎	13	0.3
結核性ぶどう膜炎	54	1.4	Punctate inner choroidopathy	11	0.3
急性網膜壊死	53	1.4	JRA関連ぶどう膜炎	11	0.3
眼トキソプラズマ症	48	1.3	地図状脈絡膜炎	11	0.3
MEWDS	40	1.0	交感性眼炎	10	0.3
真菌性眼内炎	39	1.0	眼トキソカラ症	9	0.2
サイトメガロウイルス網膜炎	37	1.0	その他	112	2.9
関節リウマチ関連ぶどう膜炎	29	0.8	同定不能	1,282	33.5
			総計	3,830	100

（Ohguro N et al, 2012[1]）より引用）

HLA-DR4，DR53などの関与が指摘されている[4]．20〜40代に好発し，眼外症状として髄膜炎に伴う発熱や頭痛，頭皮の違和感が眼症状に先行して前駆症状として出現し，その他耳鳴，難聴，白髪，皮膚白斑などの症状がみられる．眼症状は両眼性の虹彩炎，脈絡膜炎とそれによる漿液性網膜剥離が特徴的であり視力が低下する．治療は副腎皮質ステロイドパルス療法により炎症の抑制をはかる．通常1〜2ヵ月で消炎し，症状も改善することが多いが，20〜30％は再発や遷延化して慢性の経過をたどる．ステロイド治療に抵抗を示す重症例では免疫抑制剤にて治療する．

c）急性前部ぶどう膜炎

急性前部ぶどう膜炎は，眼球前方の虹彩毛様体に炎症の主座があるぶどう膜炎で，種々の全身疾患に関連して発症する．脊椎関節炎患者の約3割

表 2. サルコイドーシス眼病変の臨床所見
下記眼所見の6項目中2項目以上を有する場合，眼病変を強く示唆する臨床所見とする

1）肉芽腫性前部ぶどう膜炎（豚脂様角膜後面沈着物，虹彩結節）
2）隅角結節またはテント状周辺虹彩前癒着
3）塊状硝子体混濁（雪玉状，数珠状）
4）網膜血管周囲炎（おもに静脈）および血管周囲結節
5）多発するろう様網脈絡膜滲出斑または光凝固斑様の網脈絡膜萎縮病巣
6）視神経乳頭肉芽腫または脈絡膜肉芽腫

参考となる眼病変：角膜乾燥症，上強膜炎・強膜炎，涙腺腫脹，眼瞼腫瘍，顔面神経麻痺
（サルコイドーシスの診断基準と診断の手引き-2015，2015[3]）より引用）

で急性前部ぶどう膜炎を合併するとされ，強直性脊椎炎や乾癬性関節炎，さらには潰瘍性大腸炎やクローン病などの炎症性腸疾患でもみられる[5]．

HLA-B27陽性例が約半数で，眼症状としては強い眼痛，結膜・毛様充血，前房内フィブリン析出，前房蓄膿をきたす．治療はステロイドの点眼や眼局所注射をおこない，症状が強い場合はステロイドの内服を30～40 mg/日から開始し，症状に合わせて漸減していく．

d）ベーチェット病に伴うぶどう膜炎

ベーチェット病は，口腔粘膜の再発性アフタ性潰瘍，皮膚症状，眼症状，外陰部潰瘍を主症状とする全身疾患で，20～40代に多く，眼症状は男性の80％，女性の60％に出現する．眼所見としては好中球の集簇である前房蓄膿がみられるのが特徴で，その他虹彩毛様体炎，硝子体混濁，網膜血管炎，網膜滲出斑がみられる[6]．眼症状も他のベーチェット症状と同じく再発と寛解を繰り返すことで徐々に眼組織が障害され，網膜血管の狭細化・白線化，網脈絡膜萎縮，視神経萎縮をきたす．以前は失明率の高い疾患であったが，近年では生物学的製剤である抗TNF-α抗体による治療により眼炎症発作を効果的に抑制できるようになり，視機能を維持することが可能になっている．

e）悪性リンパ腫に伴うぶどう膜炎（仮面症候群）

悪性腫瘍細胞の眼内浸潤によりぶどう膜炎に似た所見を呈すことがあり，仮面症候群とよばれる．悪性リンパ腫，悪性黒色腫，白血病，網膜芽細胞腫，転移性腫瘍などが原因としてあげられるが，悪性リンパ腫の頻度が高い．悪性リンパ腫では腫瘍化したリンパ球細胞の眼内浸潤により，硝子体混濁や網膜滲出斑などぶどう膜炎症状を呈す．高齢患者でステロイド治療抵抗性を示すぶどう膜炎では，悪性リンパ腫を疑い，MRIや腰椎穿刺で中枢神経病変の有無の検索が必須である．病巣が眼局所の場合には，メトトレキサートの眼内投与をおこなう．

表3．網羅的PCRシステムで検索できる病原微生物

ウイルス	HSV1，HSV2，VZV，EBV，CMV，HHV6，HHV7，HHV8，HTLV-1，アデノウイルス
細菌	結核，梅毒，アクネ，細菌16S rRNA，
真菌	カンジダ（C. species, C. glabrata, C. krusei），アスペルギルス，フサリウム，真菌28S rRNA
その他	トキソカラ，トキソプラズマ，アカントアメーバ

f）糖尿病に伴うぶどう膜炎

糖尿病による眼症状としては網膜症が代表的であるが，時に虹彩炎も引き起こす．ステロイド点眼薬にて加療をおこなうが，血糖コントロール不良例が多く血糖コントロールが重要となる．

2．感染性ぶどう膜炎

近年では眼感染症をきたす主要な病原微生物を網羅したPCR検査キットが開発され，少量の眼内液で多種類の病原微生物の検索が簡便かつ迅速にできるようになり，格段に診断の正確性・効率が上がっている[7]（表3）．

a）ヘルペス性虹彩毛様体炎

ヘルペスウイルス（HSV，VZV，CMV）によるぶどう膜炎は，虹彩毛様体炎を主とする前部ぶどう膜炎が特徴で，加えて角膜病変をきたすことが多い．急性期では眼圧上昇により角膜浮腫をきたし，陳旧期には虹彩が萎縮する．サイトメガロウイルスによる虹彩毛様体炎では，角膜内皮炎も併発する．

b）結核性ぶどう膜炎

結核性ぶどう膜炎は菌による直接感染が原因ではなく，菌蛋白に対するアレルギー性炎症が原因と考えられている．臨床像から，網膜血管炎，脈絡膜結核腫，脈絡膜粟粒結核の3病型に分類され

る．網膜血管炎の頻度が最も高く，網膜静脈周囲炎と点状の網膜出血をきたす．脈絡膜結核腫は網膜下に乾酪壊死を伴う肉芽腫性結核結節を形成し，脈絡膜粟粒結核では眼底に黄白色の小斑点が散在する．肺をはじめとした結核病巣の検索，血液検査で診断する．診断が確定すれば抗結核薬の全身投与をおこない，眼症状に対しては必要であればステロイド点眼や眼局所注射投与もおこなう．

c）急性網膜壊死

VZVやHSVが原因で急激に網膜壊死が進行していく疾患で，治療が遅れると失明に至るため迅速な診断と治療が必要である．急性期には網膜の周辺部から黄白色の壊死病変が中心に向かって拡大していく．臨床所見から疑われた時点で速やかに抗ヘルペス治療を開始すると同時に，眼内液を採取しPCR検査にてウイルスDNAの検索をおこなう．病勢が強い場合には早期に硝子体手術をおこなうこともある．

d）眼トキソプラズマ症

トキソプラズマ原虫の感染により汎ぶどう膜炎をきたすことがある．通常は不顕性感染であるが，免疫抑制状態時に顕性化することがあり，網脈絡膜炎や硝子体混濁をきたす．血清抗体価の上昇を確認し，スピラマイシンによる治療が標準的におこなわれているが，国内では適応外である．

e）真菌性眼内炎

眼科手術や外傷が契機となり，カンジダ，クリプトコッカス，アスペルギルス，フサリウムなどがぶどう膜炎を起こすことがある．中心静脈栄養による治療中の患者でも発症することがあり，網膜出血，網膜滲出斑や硝子体混濁などをきたす．β-D-グルカンの測定とともに眼内液によるPCR検査で原因菌を特定し，抗真菌薬の全身投与や眼内投与をおこなう．

f）サイトメガロウイルス網膜炎

白血病やリンパ腫の治療中，後天性免疫不全症候群や臓器移植後患者など免疫不全状態において，サイトメガロウイルスによる網膜全層の浮腫と壊死をきたす網膜炎を発症することがある．最近では免疫健常者でも前部ぶどう膜炎や角膜内皮炎の原因となることがわかっている[8]．抗ウイルス薬の全身投与と眼局所投与をおこなう．

おわりに

ぶどう膜炎の主要な鑑別疾患について述べた．非感染性ぶどう膜炎の治療は副腎皮質ステロイドが主体となるが，投与に際しては感染性ぶどう膜炎である可能性をしっかり除外しなければステロイド投与により病状の悪化を招くことにもなりかねないため，確実な診断が求められる．また，ぶどう膜炎の症状や炎症所見から全身疾患の診断や疾患活動性の評価につながることもあることから，早期の眼科専門医への診察依頼が重要と考える．

文　献

1) Ohguro N et al：The 2009 prospective multicenter epidemiologic survey of uveitis in Japan. *Jpn J Ophthalmol* **56**：432-435, 2012
2) Jamilloux Y et al：Sarcoidosis and uveitis. *Autoimmun Rev* **13**：840-849, 2014
3) サルコイドーシスの診断基準と診断の手引き-2015．日本サルコイドーシス/肉芽腫性疾患学会雑誌 **35**：3-8, 2015
4) Zamecki KJ et al：HLA typing in uveitis：use and misuse. *Am J Ophthalmol* **149**：189-193, 2010
5) Cantini F et al：Uveitis in Spondyloarthritis：An Overview. *J Rheumatol Suppl* **93**：27-29, 2015
6) Behçet病（ベーチェット病）眼病変診療ガイドライン．日本眼科学会雑誌 **116**：394-426, 2012
7) Nakano S et al：Establishment of multiplex solid-phase strip PCR test for detection of 24 ocular infectious disease pathogens. *Invest Oph-*

thalmol Vis Sci* **58**：1553-1559, 2017

8）Chee SP *et al*：Clinical features of cytomegalovi-rus anterior uveitis in immuno- competent patients. *Am J Ophthalmol* **145**：834-840, 2008

免疫疾患と眼炎症

炎症性眼疾患に対する生物学的製剤治療

蕪城俊克*

ぶどう膜炎は眼内に炎症を起こす疾患の総称で,さまざまな合併症を起こし不可逆的な視力低下をきたし得る.ぶどう膜炎の全身投薬のfirst choiceは原因疾患によって異なる.わが国でぶどう膜炎に対して保険適用がある全身治療薬はステロイド薬,シクロスポリンのほか,2種類の生物学的製剤のみである.インフリキシマブはベーチェット病ぶどう膜炎に,アダリムマブは非感染性の中間部・後部・汎ぶどう膜炎に対して保険適用となっている.生物学的製剤は従来の治療法で炎症がコントロールできない難治例やステロイド剤内服を減量すると再燃するために減量できない症例に使用することになっている.

はじめに

炎症性眼疾患には,結膜炎,強膜炎,角膜炎,眼瞼炎,乾性角結膜炎(ドライアイ),ぶどう膜炎,視神経炎などがある.なかでも,ぶどう膜炎は眼内に炎症を起こす疾患の総称で,炎症による網膜・視神経障害のほか,白内障,緑内障,硝子体混濁,網膜前膜などさまざまな合併症を起こし,不可逆的な視力低下をきたし得る疾患である.

2017年9月現在,非感染性ぶどう膜炎に対して2種類の生物学的製剤(インフリキシマブ,アダリムマブ)が使用可能であり,いずれもTNF-αに対するモノクローナル抗体製剤(TNF阻害薬)である.TNF阻害薬は強膜炎に対しても有効との報告が多数あるが,わが国では保険適用はない.

〔キーワード〕
ぶどう膜炎
生物学的製剤
インフリキシマブ
アダリムマブ

KABURAKI Toshikatsu/*東京大学附属病院眼科

1. ぶどう膜炎の原因疾患と治療

ぶどう膜炎には50種類近い原因病名があり[1],大きくは,非感染性ぶどう膜炎(内因性)と感染性ぶどう膜炎に分類される.わが国では前者が80%以上を占め,後者は15～20%程度である.原因疾患として,わが国ではサルコイドーシスが多く,ついでVogt-小柳-原田病や急性前部ぶどう膜炎が多い(表1)[1].

2. 非感染性ぶどう膜炎の治療の進め方

ぶどう膜炎は,可能な限り,局所治療を基本とする.まずステロイド薬点眼をおこない,炎症が強いときにはステロイド薬の局所注射を適宜併用する.しかし,眼底の炎症所見が強い場合や視機能が脅かされている症例では,網膜・視神経障害により視力障害が不可逆的となる前にステロイド薬内服などの全身治療をおこなう必要がある.ぶどう膜炎で用いられる全身治療薬を表2に示す.

ぶどう膜炎に対する全身治療の基本はステロイド薬の内服であるが,ぶどう膜炎の原因疾患により全身投薬のfirst choiceは若干異なる(次項参照).また,十分量のステロイド薬を投与すれば眼内炎

表 1. わが国におけるぶどう膜炎初診患者の原因病名

原因病名	割合(%)
サルコイドーシス	10.6
Vogt-小柳-原田病	7
急性前部ぶどう膜炎	6.5
強膜炎	6.1
ヘルペス性虹彩炎	4.2
ベーチェット病	3.9
細菌性眼内炎	2.5
仮面症候群	2.5
Posner Schlossmann	1.8
網膜血管炎	1.6
糖尿病虹彩炎	1.4
眼結核症	1.4
急性網膜壊死	1.4
眼トキソプラズマ症	1.3
MEWDS	1.0
真菌性眼内炎	1.0
サイトメガロウイルス網膜炎	1.0
その他のぶどう膜炎	11.3
診断不能例	33.5

(Ohguro N et al, 2012[1])より引用)

症をコントロールできる場合が多いが、減量すると再燃を繰り返す症例がしばしば存在する。そのような症例では、ステロイド薬を減量・中止するために免疫抑制剤や生物学的製剤を併用する治療(steroid sparing 療法)がおこなわれる[2]）．わが国でぶどう膜炎に対して保険の適用がある全身治療薬は、ステロイド薬, シクロスポリン, インフリキシマブ(ベーチェット病), アダリムマブ(非感染性の中間部・後部・汎ぶどう膜炎)のみである(表2).

3．非感染性ぶどう膜炎の全身治療

ぶどう膜炎の全身投薬の first choice は原因疾患によって異なる.

a) ベーチェット病によるぶどう膜炎

ぶどう膜炎の急性増悪(眼発作, 図1)を繰り返すのが特徴である．そのため, 眼発作が眼底に及ぶ症例(網膜ぶどう膜炎型)では、つぎの眼発作を抑制するために、コルヒチン(保険適用外)やシクロスポリン, あるいは TNF 阻害薬などが活動性に応じて投与される[3]）．通常, コルヒチン1〜1.5 mg/日で開始し、眼発作抑制が認められない場合は, コルヒチンを 0.5 mg/日に減量してシクロスポリン3〜5 mg/kg/日を併用する．それでも眼発作抑制が不十分な場合には、生物学的製剤(TNF阻害薬)を導入し, コルヒチン、シクロスポリンは中止, あるいは低用量のシクロスポリンを継続する．

b) Vogt-小柳-原田病

メラノサイトに対する自己免疫疾患で、治療開始の遅れや十分な初期治療を怠ると、ぶどう膜炎の再燃を繰り返しやすい(Vogt-小柳-原田病の遷延化)．そのため発症早期(1ヵ月以内)にステロイドの大量投与が推奨されている．通常, ステロイドパルス療法(メチルプレドニゾロンコハク酸エステルナトリウム, 商品名ソル・メドロール1g点滴3日間)をおこなった後、プレドニゾロン40〜60 mg の内服から開始し、約半年かけて漸減・中止する. ステロイド内服の減量によりぶどう膜炎が再燃する症例では、前述のように免疫抑制剤(シクロスポリン3〜5 mg/kg/日)や生物学的製剤(アダリムマブ)を併用して、ステロイド内服をゆっくりと減量する.

c) サルコイドーシス

サルコイドーシスは原因不明の全身性肉芽腫性炎症疾患で、慢性の肉芽腫性ぶどう膜炎を特徴とする．多くの症例では局所治療のみで対処可能であるが, 視力障害を起こすような重症例ではステロイド薬の内服治療がおこなわれる. 通常, プレドニゾロン 30〜40 mg/日で開始し、半年を目処に漸減・中止を目指す[4]）．原田病と同様, ステロイド薬の減量によりぶどう膜炎の再燃を繰り返す症例ではシクロスポリンやアダリムマブの併用を検

表 2. ぶどう膜炎で用いられる全身治療薬（保険適用外を含む）

区分	一般名	剤型	通常の投与量	推奨される眼科疾患	保険適用疾患
ステロイド薬	プレドニゾロン	内服	20〜60 mg/日（体重に応じて）	サルコイドーシス、Vogt-小柳-原田病など	サルコイドーシス、Vogt-小柳-原田病など
ステロイド薬	メチルプレドニゾロンコハク酸エステル	点滴, 内服	1,000 mg/日（ステロイドパルス療法として）	Vogt-小柳-原田病など	Vogt-小柳-原田病など
免疫抑制剤	シクロスポリン	内服	3〜5 mg/kg	ベーチェット病、非感染性ぶどう膜炎	ベーチェット病、難治性非感染性ぶどう膜炎
免疫抑制剤	メトトレキサート	内服	（大人）6〜16 mg/週、（小児）4〜10 mg/m²/週	小児のぶどう膜炎、サルコイドーシス	関節リウマチ、若年性特発性関節炎
免疫抑制剤	ミコフェノール酸モフェチル	内服	500〜3000 mg/日	難治性強膜炎	腎・心・肝臓移植後
免疫抑制剤	アザチオプリン	内服	50〜100 mg（1〜2 mg/kg）	ベーチェット病	全身性血管炎、難治性リウマチ性疾患
免疫抑制剤	シクロホスファミド	内服, 点滴	内服：50〜100 mg、パルス療法：500〜1000 mg/m²（4週ごと）	壊死性強膜炎（Wegener肉芽腫など）	血管炎を伴う治療抵抗性難治性リウマチ性疾患
免疫抑制剤	タクロリムス	内服	0.12〜0.3 mg/kg	ベーチェット病、Vogt-小柳-原田病	臓器移植後、骨髄移植後
生物学的製剤	インフリキシマブ	点滴	5 mg/kg/回、8週ごと	ベーチェット病	ベーチェット病による難治性網膜ぶどう膜炎
生物学的製剤	アダリムマブ	皮下注射	初回80 mg、1週後40 mg、以降2週ごとに40 mg	非感染性の中間部、後部、汎ぶどう膜炎	難治性の非感染性中間部、後部、汎ぶどう膜炎

特集〈Clinical Science〉免疫疾患と眼炎症

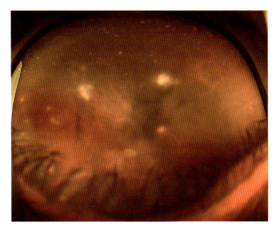

図1. ベーチェット病ぶどう膜炎の眼発作の超広角眼底撮影像
眼底に多数の白色滲出病変が出現している．硝子体混濁（中央部の雲状の黒い混濁）のため後極部網膜は観察不良である．

討する．

4．ぶどう膜炎で使用可能な生物学的製剤

a）インフリキシマブ

難治性のベーチェット病ぶどう膜炎に対して2007年に保険適用となった．ベーチェット病での投与量は1回5 mg/kgで，0，2，6週目，それ以降は8週ごとに点滴静注により投与する．インフリキシマブ投与により眼発作回数だけではなく，眼発作の程度の軽症化や全身症状の改善も報告されており[5]，現在ではベーチェット病ぶどう膜炎治療の切り札となっている．

b）アダリムマブ

従来の治療で効果不十分な非感染性の中間部・後部・汎ぶどう膜炎に対し2016年9月に保険適用となった．ぶどう膜炎での投与量は1本40 mgのシリンジ製剤を，初回は2本，1週目に1本，以降2週間ごとに1本を皮下注射により投与する．

アダリムマブの非感性性ぶどう膜炎に対する国際多施設臨床試験により，ぶどう膜炎再燃までの期間の延長，活動性のない症例の増加，黄斑浮腫症例の減少，矯正視力の改善，ステロイド内服用量の減少などの有効性が確認された[6)7]．ステロイド内服を減量すると再発を繰り返すVogt-小柳-原田病やサルコイドーシスなどのぶどう膜炎やベーチェット病ぶどう膜炎のインフリキシマブの二次無効例が良い適応と考える．

おわりに

インフリキシマブはベーチェット病のみ保険適用であったのに対し，アダリムマブでは非感染性の中間部・後部または汎ぶどう膜炎が対象となり，生物学的製剤の適応となり得る患者層は大きく広がった．またベーチェット病についてもインフリキシマブの二次無効例に対してアダリムマブへの切り替えが可能となり，治療の選択肢が拡大した．その一方で，2つのTNF阻害薬の使い分けや，シクロスポリンとアダリムマブの使い分けなど，新たな疑問点も生じてきている．今後症例の蓄積により，これらのエビデンスが確立されていくことを期待したい．

文　献

1) Ohguro N et al：The 2009 prospective multi-center epidemiologic survey of uveitis in Japan. Jpn J Ophthalmol **56**：432-5, 2012
2) Jabs DA et al：Guidelines for the use of immuno-suppressive drugs in patients with ocular inflammatory disorders：recommendations of an expert panel. Am J Ophthalmol **131**：679, 2001
3) ベーチェット病眼病変診療ガイドライン作成委員会：Behçet病（ベーチェット病）眼病変診療ガイドライン．日本眼科学会雑誌 **116**：394-426, 2012
4) 大原國俊ほか：サルコイドーシス治療に関する見解-2003．日本眼科学会雑誌 **107**：113-121, 2003
5) Ohno S et al：Efficacy, safety, and pharmacokinetics of multiple administration of infliximab in Behçet's disease with refractory uveoretinitis. J Rheumatol **31**：1362-1368, 2004
6) Jaffe GJ et al：Adalimumab in Patients with Active Noninfectious Uveitis. N Engl J Med

375：932-943, 2016
7) Nguyen QD *et al*：Adalimumab for prevention of uveitic flare in patients with inactive non-infectious uveitis controlled by corticosteroids (VISUAL Ⅱ)：a multicentre, double-masked, randomised, placebo-controlled phase 3 trial. *Lancet* **388**：1183-1192, 2016

免疫疾患と眼炎症

ドライアイの病態と最新治療

小川葉子*

ドライアイは，涙液層の不安定性により不快感，視覚障害などの症状を引き起こす多因子疾患で，シェーグレン症候群(SS)をはじめとした自己免疫疾患に高頻度に合併することが知られている．わが国では炎症はドライアイの危険因子の一つとされ，欧米では炎症がドライアイのコアメカニズムとしており，疾患の捉え方に相違がある．ドライアイにはさまざまなサブタイプがあり，全身疾患を伴うドライアイには慢性炎症が関与すると考えられる．免疫反応や，紫外線曝露，老化などの持続的な刺激に対する生体の防御反応として眼表面粘膜および涙腺が慢性炎症にいたりドライアイが惹起され遷延化すると考えられる．

はじめに

ドライアイは，眼表面の涙液層，粘膜，外分泌腺，眼瞼の病変にもとづき，涙液層の不安定性により，自覚症状として不快感，視機能異常をきたす疾患である．遺伝的素因，ホルモンバランス，おもに免疫応答の異常による全身疾患の合併，老化，睡眠薬や向精神薬内服薬の継続，コンタクトレンズ装用，眼手術後，VDT作業による瞬目の低下，湿度の低下による涙液の蒸発と浸透圧の上昇，大気汚染などの環境因子や紫外線曝露，日内変動のリズム，運動，食事，睡眠等の生活パターン等の変化のようにさまざまな因子がドライアイの病態に複雑に関与すると考えられる．眼局所では，涙液量の減少，マイボーム腺機能不全，ムチンの減少が単独または並行して生じることにより油層や，液層の涙液不安定性が生じ，ドライアイの病態に深く関与する[1]．ドライアイは全人口の20～30%に認められ，生活の質や視覚の低下に重大な影響を与える[2]．

ドライアイの症状は乾燥感をはじめ，複数存在するのが特徴である．ドライアイ症例の苦痛度は，数値化すると狭心症の苦痛度と同等との報告もある[3]．

1．ドライアイの診断と定義

わが国では，日本ドライアイ研究会により，ドライアイの定義が"さまざまな要因により涙液層の安定性が低下する疾患であり，眼不快感や視機能異常を生じ眼表面障害を伴うことがある"と2016年に改訂された(http://www.nichigan.or.jp/member/guideline/dryeye.jsp)．

日本ドライアイ研究会によるドライアイ診断基準では，1)自覚症状，2)涙液層破壊時間の短縮(5秒以下)の2項目を満たせばドライアイの確定診断に至る．涙液の眼表面への安定性，水濡れ性を重視した考え方による．しかし，ドライアイの原因や病態の把握には，シルマー値と眼表面障害スコアは大切であり，診察時にこれらの検査が強く推奨される．この改訂基準はアジア地域で共通の

〔キーワード〕
涙液層
眼表面粘膜
炎症
線維化

OGAWA Yoko/*慶應義塾大学医学部眼科学教室

認識が得られている[4]．

時を同じくして欧米では，Dry Eye Workshop Ⅱ（DEWS Ⅱ）により，ドライアイの定義が2017年に改訂された．"ドライアイは，涙液層の恒常性が破綻して眼症状を伴う眼表面の多因子疾患である．原因として涙液の不安定性，高浸透圧，眼表面の炎症と障害，感覚神経異常が主要や役割を担う"とされている[5]．

2．眼のsurface barrier粘膜としての特殊性

a）生理的役割

眼表面は，涙腺，副涙腺，角結膜粘膜，マイボーム腺，涙小管，涙液層からなる．涙液層は脂質に加え，水分，粘液の3つの要素により構成されている．眼表面組織は口腔粘膜，皮膚と同様にsurface barrierとしての機能をもち，外界からの微生物や異物の侵入を防御することに対して第一線の役割を果たしながら微小環境の恒常性を保っている．

小腸の粘膜にみられる粘膜関連装置と同様，眼表面にも粘膜関連装置（Eye associated lymphoid tissue：EALT）が存在し，これらが外来抗原や微生物の侵入を防いでいる[6]．このような免疫監視能の恒常性の破綻がドライアイの引き金の一つになるとも考えられる．

b）巧妙な涙液層のしくみ

眼科領域は，外界からの視覚情報の主要な伝達経路としての役割を果たす部位である．現在，涙液層は油層と液層（水層＋ムチン層）の2層からなるとされている．マイボーム腺，涙腺，角結膜粘膜のそれぞれの臓器から涙液の3つの成分である油，水分，粘液が分泌される．涙液の最表層は油層で構成され，上眼瞼に存在するマイボーム腺からの分泌物から油層が形成される．涙液油層の成分は極性と非極性分子にわかれ，涙液の蒸発を防ぐ役割を果たしている．脂質の構造や組成，動態が涙液の安定性や視覚の質に影響を与える[7]．油層の下には液層が存在し，涙腺，副涙腺から分泌される水分と結膜杯細胞から分泌される分泌型ムチンMUC5ACが混合して浮遊し，涙液の安定性と蒸発防止に寄与している．粘膜上皮の分泌顆粒から分泌される膜型ムチンのMUC1，MUC4，MUC16には，涙液水層と上皮を接着させ安定化させる働きがある．その他，ムチンは外界異物や細菌の捕獲，瞬目の摩擦の軽減にかかわっている．液層中には，ムチンの他にラクトフェリン，リゾチーム，リポカリン，分泌型IgAが含まれ，感染防御に働く[8]．ドライアイは，大きくは涙液減少型ドライアイと涙液蒸発型ドライアイにわかれるが，両者を併せもつ場合も多く，SSおよび眼移植片対宿主病（GVHD）における重症ドライアイでは併発していることが多い．

3．ドライアイを取り巻く炎症・免疫に関する因子

a）ドライアイと炎症

わが国ではドライアイの捉え方が欧米と異なり，炎症はドライアイの危険因子の一つとしているが，欧米では炎症がドライアイのコアメカニズムであるとしている．近年，欧米では全身的に自己免疫疾患がない局所のドライアイにも免疫応答が関与し，ドライアイを惹起するという報告もある．ドライアイは免疫制御と眼表面の炎症のカスケードのバランスが崩壊することにより生じる眼表面局所の自己免疫疾患であるとの報告もある[9]．

b）ドライアイと非感染性炎症

近年，慢性炎症に細菌やウイルスによる感染やT細胞および抗原提示細胞の免疫応答などによる炎症以外に非感染性炎症の原因の一つである障害関連分子パターン（Damage associated molecular pattern：DAMP）が重症ドライアイに関与することが注目されている．眼表面上皮は毎日，活発に再生され上皮が脱落しているが，上皮が脱落する際に壊れた上皮から放出される細胞外DNAがド

特集〈Clinical Science〉免疫疾患と眼炎症

ライアイ症例では眼表面に蓄積し，非感染性の炎症を惹起し慢性炎症へと進展していくと報告されている[10]．ドライアイ症例は，涙液中のDNAseが減少しているため脱落上皮の細胞外DNAが涙液浮遊物や糸状角膜炎となって眼表面に蓄積し，眼表面を障害するといわれている[11]．

c）ドライアイと老化

活性酸素種（ROS）と炎症は，涙腺や眼表面粘膜の老化に関連した機能不全に深く関与し，ドライアイとの関連が報告されている．ROSは炎症を惹起するいくつかの経路から産生される[12]．GVHDによるドライアイマウスモデルの涙腺に酸化ストレスマーカーを発現するマクロファージをはじめとした炎症細胞の浸潤が病態にかかわる可能性が報告されている（図1）．取り込んだ老廃物を排出できない状態により異常なサイトカイン等が産生されると考えられる[13]．マクロファージの老化は，加齢黄斑変性や動脈硬化などの加齢性疾患の病態に積極的にかかわることが知られており，興味深い[14]．

d）ドライアイと神経原性炎症

眼表面の粘膜には特殊な機能が備わっている．角膜に温度のセンサーが存在することが発見されている．TRMP8は眼表面の温度の微妙な低下を察知し瞬目を促すと考えられている[15]．この機構が障害されると瞬目異常が生じ，涙液分布異常を惹起しドライアイになると考えられる．

角膜上皮には痛覚の受容体が存在している．角膜の痛覚の感受性は歯髄の痛覚の約40倍とされている[8]．ドライアイにより眼表面障害が生じ，上皮の欠損部位の神経末端から神経原生伝達物質が放出され，神経原性の炎症によりドライアイの眼表面障害や不快な自覚症状が増幅されると考えられる．ドライアイのさまざまな不定愁訴には深く関与するものと思われる．

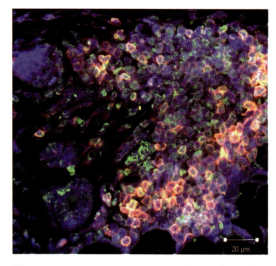

図1．GVHDによるドライアイマウスモデル涙腺へのDNA損傷マーカー8OHdGを発現するCD45$^+$白血球の集積
CD45（緑），8OHdG（赤），DNA損傷を示す炎症細胞（黄），核（青）．スケールバー＝20 μm．
（Ogawa Y et al, Inflamm Regen 33(5), 2013 表紙より）

4．ドライアイの治療

現時点では，ドライアイの根本的な原因が十分には解明されていないために特異的な治療法がなく，既存療法に加えてそれぞれの症例の症状に合せて，治療を追加していかざるを得ない．近年，涙液の不安定性について，涙液層破壊の生じ方をタイプ別に診断し，適切に治療する概念が広まりつつある[16]．わが国では，ドライアイ研究会が提案する涙液の層別診断（Tear film oriented diagnosis：TFOD）を適切におこない，層別に治療（Tear film oriented therapy：TFOT）することが推奨されている（表1）（http: www.dryeye.ne.jp/tfot index.html）．

a）油層・眼瞼の治療

眼瞼清拭，温罨法に加えて少量眼軟膏を使用する．P2Y$_2$レセプターがマイボーム腺にも存在するとされ，ジクアホソルナトリウム点眼がマイボーム腺に有効との報告もある．涙液中の分泌型ムチン

表 1. ドライアイに対する涙液の層別治療（Tear Film Oriented Therapy：TFOT）Ver. 1

治療の対象	治療法の選択
油層	温罨法，眼瞼清拭，少量眼軟膏，ジクアホソルナトリウム，テトラサイクリン・マクロライド系抗菌薬内服
液層　水分	人工涙液，ヒアルロン酸ナトリウム，ジクアホソルナトリウム，涙点プラグ（脱落を繰り返し，プラグ挿入時には自覚症状が良好な症例には涙点焼灼術），ドライアイ保護用眼鏡
分泌型ムチン	ジクアホソルナトリウム，レバミピド
上皮層　膜型ムチン	ジクアホソルナトリウム，レバミピド
上皮細胞（杯細胞）	自己血清（レバミピド）
眼表面炎症	ステロイド（低力価で短期間使用，副作用に注意），レバミピド

（横井則彦，坪田一男，日本ドライアイ研究会監修）

が涙液蒸発を防止している働きがあるとされ推奨される．細菌による炎症がマイボーム腺機能不全に関与していると考えられる場合はテトラサイクリンやマクロライド系抗菌薬の内服が有用である．

b）液層の治療

水分を補給する治療として人工涙液，ヒアルロン酸ナトリウム点眼，ジクアホソルナトリウム点眼がある．分泌型ムチンの分泌を促す治療としてジクアホソルナトリウム，レバミピドがある．涙液の貯留量を増加させるため涙点プラグ挿入術，涙点焼灼術をおこなう場合もある．ドライアイ保護用眼鏡も推奨される．

c）上皮層の治療

膜型ムチンの分泌促進薬として，ジクアホソル点眼，レバミピド点眼があげられる．血清点眼は各種成長因子やビタミンAを含んでいるため上皮の修復を促す．眼表面炎症に対する治療として，わが国では低力価ステロイド点眼，レバミピド点眼があげられる．ステロイド点眼では副作用として白内障，緑内障，感染症，角膜潰瘍，角膜穿孔

に注意する．点眼薬で効果不十分な場合は涙点プラグや涙点焼灼術，治療用コンタクトレンズが適応となる．眼乾燥防止のためドライアイ保護用眼鏡を用いる．

d）口腔乾燥症の合併例

口腔乾燥症を併発する場合，サラジェン錠，サリグレンカプセルまたはエボザックカプセル等のムスカリン製剤の内服が試みられ，ドライアイの改善をしばしば伴う．全身疾患を伴う場合は要注意であり，虚血性心疾患，喘息，閉塞性肺疾患，腸管閉塞，膀胱閉塞疾患には禁忌とされている．

5．全身疾患を伴うドライアイと医療現場の横断的な協力体制

ドライアイを高頻度に伴う全身疾患には，シェーグレン症候群，関節リウマチ，全身性エリテマトーデス，甲状腺疾患，自己免疫性肝炎，糖尿病，GVHD（**図2**），スティーブンスジョンソン症候群があげられる．将来的な治療として，自己免疫疾患を伴うドライアイに関しては抗炎症療法，抗免疫療法としてのアプローチを進める必要があ

ると考える.

6．将来の治療

欧米では，自己免疫疾患が関与するドライアイにはシクロスポリン点眼を第一選択としている．タクロリムス点眼が重症例には有効である[17]．シェーグレン症候群やGVHD等の重症ドライアイの角結膜上皮障害の改善と涙液量増大には有効性が示されている[18]．しかし，わが国ではドライアイの治療としては認可されていないため，ステロイド点眼が抗炎症療法として使用されている．ドライアイの治療には防腐剤抜きのステロイド点眼が推奨される．

シクロスポリン点眼はドライアイの治療薬として米国で最初に承認され，最近では陽イオン乳化剤を基剤としたシクロスポリン点眼が欧州，アジア数ヵ国で承認されている[19]．そのほか，ドライアイに対する抗炎症治療として米国ではICAM-1とLFA-1の相互作用を抑制するインテグリン拮抗薬Lifitegrast点眼が承認された[20)21]．さらに，すでに記載したドライアイの病態に障害上皮が放出する細胞外DNAによる非感染性炎症の関与が報告されている．米国ではドライアイに対する新規治療としてDNase Iを用いた点眼が開発中である[10)11]．

アンジオテンシン1型受容体阻害薬は，通常の高血圧治療薬として承認されているが，基礎研究で涙液分泌を調節し，GVHDマウスモデルの免疫性ドライアイにおける線維化抑制効果が確認されている[22)23]．

トラニラストは線維化抑制としてケロイドの治療薬として承認されているが，今後，眼類天疱瘡やGVHD等の重症ドライアイにおける結膜線維化に対する抗線維化治療薬として有効である可能性もある[24]．

現在，自己免疫疾患に全身的治療効果のある生物学的製剤等がドライアイにもたらす効果が期待されている．欧米では全身のシェーグレン症候群

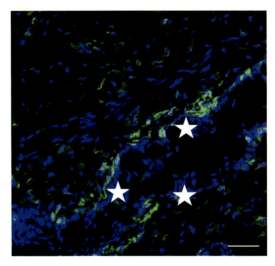

図 2．GVHDによるドライアイマウスモデル結膜への結膜上皮基底細胞層と結膜上皮直下への炎症細胞浸潤
CD45(緑)核(青)．結膜上皮層(☆)が向き合っている部位のため，球結膜側(上側)と瞼結膜側(下側)が認められる．スケールバー=20 μm．

に対し，抗IL-6抗体，抗CD20抗体，抗CD22抗体，抗CD40抗体，抗BAFF抗体の臨床研究が進行中である[25]．ω3，ω6による脂肪酸代謝バランスと炎症の制御も報告されている[26]．2016年にはイブルチニブがFDAにより慢性GVHDの治療薬としてはじめて認可された[27]．これらの薬剤のシェーグレン症候群またはGVHDに対する全身投与により併行してドライアイに対する効果も期待される．将来的に点眼薬として開発されることが望まれる．

ドライアイ患者は，背景に複雑な心理状態や不安を抱えていることが多く，それが症状をさらに増強している可能性がある．また，全身疾患を伴う重症ドライアイ患者は受診する科が複数にわたることが多いため，待ち時間の工夫や関連各科の横断的総合的な連携により症例一人ひとりに対する総合的理解と長期のサポートが必要である．

文　献

1) Craig JP et al : TFOS DEWS II Definition and

1) Classification Report. *Ocul Surf* **15**：276-283, 2017
2) Uchino M *et al*：Prevalence and risk factors of dry eye disease in Japan：Koumi study. *Ophthalmology* **118**：2361-2367, 2011
3) Buchholz P *et al*：Utility assessment to measure the impact of dry eye disease. *Ocul Surf* **4**：155-161, 2006
4) Subota K *et al*：New Perspectives on Dry Eye Definition and Diagnosis：A Consensus Report by the Asia Dry Eye Society. *Ocul Surf* **15**：65-76, 2017
5) Craig JP *et al*：TFOS DEWS Ⅱ Report Executive Summary. *Ocul Surf* **15**：802-812, 2017
6) Knop N *et al*：Regulation of the inflammatory component in chronic dry eye disease by the eye-associated lymphoid tissue(EALT). *Dev Ophthalmol* **45**：23-39, 2010
7) Pucker AD *et al*：Analysis of meibum and tear lipids. *Ocul Surf* **10**：230-250, 2012
8) Narayanan S *et al*：Dry eye disease and microbial keratitis：is there a connection? *Ocul Surf* **11**：75-92, 2013
9) Stern ME *et al*：Dry eye as a mucosal autoimmune disease. *Int Rev Immunol* **32**：19-41, 2013
10) Sonawane S *et al*：Ocular surface extracellular DNA and nuclease activity imbalance：a new paradigm for inflammation in dry eye disease. *Invest Ophthalmol Vis Sci* **53**：8253-8263, 2012
11) Tibrewal S *et al*：Tear fluid extracellular DNA：diagnostic and therapeutic implications in dry eye disease. *Invest Ophthalmol Vis Sci* **54**：8051-8061, 2013
12) Kojima T *et al*：Age-related dysfunction of the lacrimal gland and oxidative stress：evidence from the Cu, Zn-superoxide dismutase-1(Sod1) knockout mice. *Am J Pathol* **180**：1879-1896, 2012
13) Kawai M *et al*：Expression and localization of aging markers in lacrimal gland of chronic graft-versus-host disease. *Sci Rep* **3**：2455, 2013
14) Sene A et al：Impaired cholesterol efflux in senescent macrophages promotes age-related macular degeneration. *Cell Metab* **17**：549-561, 2013
15) Parra A *et al*：Ocular surface wetness is regulated by TRPM8-dependent cold thermoreceptors of the cornea. *Nature* **16**：1396-1399, 2010
16) Yokoi N *et al*：Classification of Fluorescein Breakup Patterns：A Novel Method of Differential Diagnosis for Dry Eye. *Am J Ophthalmol* **180**：72-85, 2017
17) Abud TB *et al*：A Clinical Trial Comparing the Safety and Efficacy of Topical Tacrolimus versus Methylprednisolone in Ocular Graft-versus-Host Disease. *Ophthalmology* **123**：1449-1457, 2016
18) Wang Y *et al*：Ocular surface and tear functions after topical cyclosporine treatment in dry eye patients with chronic graft-versus-host disease. *Bone Marrow Rransplant* **41**：293-302, 2008
19) Baudouin C *et al*：One-year efficacy and safety of 0.1% cyclosporine A cationic emulsion in the treatment of severe dry eye disease. *Eur J Ophthalmol*, 2017 ［Epub ahead of print］
20) Pflugfelder SC *et al*：The Pathophysiology of Dry Eye Disease：What We Know and Future Directions for Research. *Ophthalmology* **124**：S4-S13, 2017
21) Lifitegrast(Xiidra) for Dry Eye Disease. *JAMA* **317**：1473-1474, 2017
22) Yaguchi S *et al*：Tissue Renin-Angiotensin System in Lacrimal Gland Fibrosis in a Murine Model of Chronic Graft-Versus-Host Disease. *Cornea* **34** Suppl 11：S142-S152, 2015
23) Yaguchi S *et al*：Angiotensin Ⅱ type 1 receptor antagonist attenuates lacrimal gland, lung, and liver fibrosis in a murine model of chronic graft-versus-host disease. *PloS One* **8**：e64724, 2013
24) Ogawa Y *et al*：Topical tranilast for treatment of the early stage of mild dry eye associated with chronic GVHD. *Bone Marrow Rransplant* **45**：565-569, 2010
25) Saraux A *et al*：Treatment of primary Sjögren syndrome. *Nat Rev Rheumatol* **12**：456-471, 2016
26) 有田誠：脂肪酸代謝バランスと炎症の制御．実験医学 **32**：124-130, 2014
27) Miklos D *et al*：Ibrutinib for chronic graft-versus-host disease after failure of prior therapy. *Blood* **130**：2243-2250, 2017

免疫疾患と眼炎症

ヒドロキシクロロキンによる眼副作用

篠田 啓*

クロロキン網膜症はクロロキン(CQ)の長期投与により両眼黄斑が障害される網膜症として有名である．わが国の三大薬害の一つでもあり50年来使用が制限されていたが，2015年，全身性エリテマトーデス，皮膚エリテマトーデスに対してヒドロキシクロロキン(HCQ)が承認された．CQとくらべて低頻度であるが，HCQの内服でも同様の網膜症が生じ得る．治療は投与の中止であるが，中止してもなお進行悪化することがあり，早期発見が重要である．発症には累積投与量，肝機能腎機能障害，高齢などが関与し，処方医と眼科医の連携がきわめて重要である．

[キーワード]
クロロキン網膜症
ヒドロキシクロロキン網膜症
黄斑障害
光干渉断層計
中心視野検査

SHINODA Kei/＊埼玉医科大学病院眼科

はじめに

ヒドロキシクロロキン硫酸塩(Hydroxychloroquine Sulfate：HCQ)による眼副作用のうち，網膜症は最も重篤なものの一つとされる[1)〜4)]．処方医と副作用の監視をおこなう医師が異なるという点，また歴史的背景からわが国ではしばらくの間報告がなく，比較的新しい病態としてあらためて認識および対処法を確認する必要があるという点が重要である．

1．網膜症

a）背景

クロロキン網膜症は，全身性エリテマトーデス(systemic lupus erythematosus：SLE)，皮膚エリテマトーデス(cutaneous lupus erythematosus：CLE)，関節リウマチ(rheumatoid arthritis：RA)に対する薬剤[5)〜7)]であるクロロキン(chloroquine：CQ)の長期投与により両眼黄斑が障害される網膜症として，1959年にはじめて報告された[1)]．わが国では1962年の症例報告[2)]が最初であり，その後おもに視覚障害などの副作用が大量に出現し，使用が制限されるにいたった．これは3大薬害の一つとして有名である．以後，国内では海外渡航者が日本で発病することもあるマラリアの治療薬として使われるか，個人輸入での使用などきわめて稀であったため，網膜症はわが国では眼科医にとっても経験が少ない．しかし，2015年にHCQがSLE，CLEを適応症として承認を取得したことで，この網膜症についての知識と経験は今後わが国で非常に重要になるものと思われる．本稿ではおもに米国のガイドラインおよびアジアも含めた海外データをもとに，わが国において処方医および眼科医が現在理解しておきたい点を述べる．

b）ヒドロキシクロロキン網膜症，ヒドロキシクロロキン黄斑症

HCQは，CQの代謝産物でCQと同様に抗炎症

作用, 免疫調節作用, 抗マラリア作用, 抗腫瘍作用等多岐にわたる作用を有する薬剤である[5]. 最も留意すべき副作用である網膜障害[3)4)8)9]は, CQによる網膜障害よりも頻度は少ないが病態は同じであり, 適正使用をしない場合には視機能低下を生じる可能性があり, また投薬を中止しても進行することがある[8)10].

HCQ網膜症はおもに黄斑が障害されるため, HCQ黄斑症（HCQ maculopathy）とよばれることもある. 最近, 日本皮膚科学会, 日本リウマチ学会（http://www.ryumachi-jp.com/info/guideline_hcq.pdf）[9], そして日本眼科学会からガイドライン[11]が提唱されているため, そちらも参照されたい.

c) 発症機序

CQ同様, HCQによる毒性の発生機序は不明であるが, ライソゾームの破壊, 酵素や代謝機能の障害が関与しているらしい. 薬剤はメラニンと結合して網膜色素上皮細胞（retinal pigment epithelium：RPE）や脈絡膜メラニン含有細胞に取り込まれ, 投与中止後も長期にとどまっている[12)13]. 多数の動物種で網膜毒性が再現されており, 組織学的検査では, 網膜の全層にわたる神経細胞の変性, ならびにRPEの萎縮が認められる[14]. 電子顕微鏡下では神経節細胞, 視細胞およびRPEに多層構造が認められる[15]. これらの多層構造体の蓄積は, ライソゾーム阻害やタンパク合成阻害に起因すると考えられる.

d) 発症率

用量と網膜障害の発現との関係を検討した海外の報告を表1に示す[16)～19].

e) 発症の危険性を高める要因

眼障害のリスクを高める要因については本剤添付文書の【重要な基本的注意】に示されているので, ここでは米国眼科学会（AAO）より発行された改訂ガイドライン[20)21]の内容とあわせて, 要点（眼障害のリスクを高める要因）を列挙する.

「用量」：添付文書とAAO2011では「6.5 mg/理想体重 kg あるいは400 mg を超える」, AAO2016では「5 mg/実体重 kg を超える」としている. ただし本剤は脂肪組織への分布が小さいことから, 実体重にもとづき本剤を投与した場合, とくに肥満患者では過量投与となり, 網膜障害などの副作用発現リスクが高まる可能性がある. したがって, 実体重ではなく身長から算出される理想体重で投与量を決定する必要がある. 米国人と日本人の体格差を考慮すると, わが国では実体重が理想体重を大きく下回る患者で長期投与している場合に, 投与量を一段階下げること（たとえば300 mg/日→200 mg/日）を検討することが妥当であると考えられる.

「累積投与量」：添付文書は200 g, AAO2011は1,000 g とされている.

「網膜症あるいは黄斑症を有するまたは既往がある」

「肝機能障害患者又は腎機能障害」

「高齢者」

さらに近年, 遺伝的背景による網膜症への抵抗性の違いも報告されている[22)23].

2. 網膜症以外の副作用

網膜症以外には以下のものがある.

①角膜沈着物：CQよりまれであるがHCQでも投与初期に発生することがあり可逆的である. 電顕像では, 角膜上皮細胞内にライソゾームおよび分離体と考えられる層状構造物を認める. ②白内障：本剤の眼毒性としての報告はあるが, 高齢者での発症頻度が高いために関連性の確定が難しい. ③調節障害：毛様筋麻痺による.

3. 症 状

視力低下, 色覚異常, 視野障害があり, 以下に簡単な諸検査所見を述べる. また, 投与初期に霧

特集〈Clinical Science〉免疫疾患と眼炎症

表 1. ヒドロキシクロロキン網膜症の発現率

文献		対象症例数	平均投与用量 (mg/理想体重 kg/日)	服用期間	発現率	診断根拠 とした検査
16	前向き	526 (RA 335, SLE 191)	6.5 以下	1〜6 年	0%(0/526)	視力検査, 色覚検査, 視野検査, 眼底検査, 網膜電図, フルオレセイン蛍光眼底造影
				6 年超	0.5% (2/400)	
17	後ろ向き	3,995 (RA 3407, SLE 588)	4.7±1.6[*3] (53.6%が 6.5 mg/kg/日超)	平均 6.5 ±6.4 年	0.65%	眼底検査, 視野検査
18[*1]	後ろ向き	2,361 (RA 1380, LE 538, 他)	網膜症あり 6.6 網膜症なし 5.2	5 年超	7.5% (177/2361)	視野検査, SD-OCT[*6]
19	後ろ向き	218 (RA 61, SLE 154, 他)	網膜症あり (9 例)[*2] 4.2[*4] 網膜症なし (209 例) 3.8[*5]	9.65 年 8.32 年	4.1% (9/218)	視野検査, SD-OCT, FAF[*7]

[*1]Kaplan-Meier 法により示されたヒドロキシクロロキン網膜症発現の累積リスク. [*2]この 9 例は 379 g から 1,540 g の累積投与(8 例が黄斑辺縁部), そのうちの 2 例は各 379 g(52 ヵ月), 396 g(98 ヵ月)の累積投与. [*3]理想体重に換算. [*4][*5]用量は実体重 kg あたり. [*6]SD-OCT:スペクトラルドメイン光干渉断層計. [*7]FAF:眼底自発蛍光

視, 調節障害を呈することがあるが可逆的である.

4. 検査所見

①視力検査:矯正視力は 0.7〜1.0 と比較的良好[16)24)]であるが, 0.1 以下と重篤な視力低下を生じることもある[10)25)]. ②細隙灯検査:角膜沈着物や白内障の検出に有用である. ③眼底検査(図 1):初期には中心窩反射消失, 黄斑部の微細な顆粒状所見や脱色素斑を呈し, 進行すると動脈の狭細化, 視神経萎縮を生じ, とくに bull's eye(標的黄斑症)とよばれる輪状萎縮が特徴的である[1)〜3)8)9)16)26)27)]. ④眼底自発蛍光(fundus autofluorescence:FAF):早期の RPE 障害の検出が可能である[1)3)16)20)21)28)]. ⑤フルオレセイン蛍光眼底造影検査(fluorescein fundus angiography:FFA)[1)16)]:検眼鏡的にごく微細な早期の RPE 障害の検出が可能であるが, 侵襲のない FAF や SD-OCT の普及に伴い, 重要性は低下している. ⑥スペクトラルドメイン光干渉断層計(spectral domain optical coherence tomography:SD-OCT):傍中心窩から黄斑辺縁領域にかけて網膜層の局所的な菲薄化を捉えることで, 本剤による網膜障害の検出が可能である[1)3)19)〜21)24)26)27)29)]. ⑦色覚検査:仮性同色表(Pseudoisochromatic Plates), 色相配列検査, アノマロスコープ(anomaloscope)などがあるが, 簡便性, 汎用性の観点から, 本疾患の色覚異常の検出には石原式色覚検査表, Panel D-15, SPP2 色覚検査表, などが推奨される[29)]. ⑧中心視野検査:典型的には傍中心窩領域での輪状暗点として中心 10°以内(とくに中心窩から 2〜6°)で観察されるが[1)3)9)18)20)30)], アジア系人種ではより周辺(8°以遠)にも病変部が出現することがあると報告されているので, 中心 30°までの領域の検査も検討する[19)29)]. ⑨網膜電図(electroretinogram:ERG):多局所 ERG(multifocal ERG, mfERG)では本剤使用による早期の網

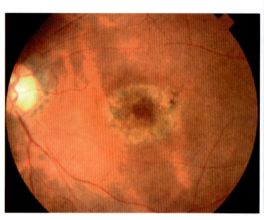

図1. クロロキン網膜症の眼底写真
　　左：クロロキン網膜症の眼底写真
　　　　　　　　　　　　　　　　　　　　　　（眼科プラクティス12 眼底アトラス，文光堂，p.208，図1より転載）
　　右：進行したクロロキン網膜症の眼底写真
　　　　63歳男性．小児期にネフローゼでキドラを継続投与され，網膜症を発症していた．矯正視力は0.02．

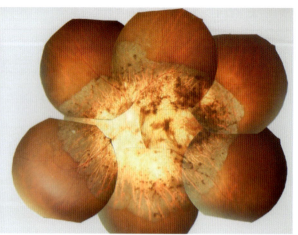

図2. 処方医と眼科医の連携カード

（サノフィ株式会社より）

膜障害をERGの低下部位として客観的に記録することが可能である[20)21)24)28)]．

5. 眼科検査の実施時期

　本剤による眼障害を早期に捉えるために，主治医と眼科医が連携して本剤投与開始前(禁忌対象に該当しないこと，および投与前の眼の状態を正確に把握)および投与中に定期的(少なくとも年1回)に眼科検査を実施することが重要である．また，本剤による眼障害に対してリスクを有する患者，視力障害のある患者，SLE網膜症患者，投与後に眼科検査異常を発現した患者では，より頻回に(患者の状態に応じて，たとえば半年ごとなど)検査を実施する．処方医から患者に渡し，患者が眼科検査の予約，次回眼科検査の時期を忘れないようにするために，2016年に図2のようなカードが作成された[31)]．

6. 治　療

治療は投与を中止することである．中止により改善がみられる場合もある[32]ものの，体内からの排出は遅いため，投薬を中止しても進行することがある[10)25)]ので十分な注意が必要である．

おわりに

わが国では2015年よりヒドロキシクロロキンの処方が開始された．厚生労働省の平成17～26年度「保健・衛生行政業務報告（衛生行政報告例）結果の概況」によると，2014年度の時点でSLE患者の数は6万人を超えており，今後ますます本薬使用患者数は増加すると考えられる．網膜症に対する注意喚起，早期診断のために，処方医と眼科医との密接な連携の構築が必要である．また，アジア特有の網膜症や遺伝的背景との関連も報告されており，日本人独自のデータ集積と病態解明が重要と考えられる．

文　献

1) Hobbs H et al：Retinopathy following chloroquine therapy. Lancet **2**：478-480, 1959
2) 中野彊：クロロキンによる網膜症発現報告．臨眼 **56**：876，1962
3) Browning DJ：Hydroxychloroquine and Chloroquine Retinopathy. Springer, 2014
4) Hahn BH：Systemic Lupus Erythematosus. In：Harrison's Principles of Internal Medicine（18th ed）. eds by Longo DL et al, New York, McGraw-Hill Medical Publishing Division. 2012, pp.2724-2735
5) Kuhn A et al：Cutaneous lupus erythematosus：Update of therapeutic options Part I. J Am Acad Dermatol **65**：e179-193, 2011
6) Guidelines for referral and management of systemic lupus erythematosus in adults. American College of Rheumatology Ad Hoc Committee on Systemic Lupus Erythematosus Guidelines. Arthritis Rheum **42**：1785-1796, 1999
7) 横川直人：ヒドロキシクロロキン．日本内科学会雑誌 **100**：2960-2965，2011
8) Mittra RA et al：Drug Toxicity of the Posterior Segment. In：RETINA（5th ed）, eds by Ryan SJ et al, Elsevier, New York, 2013. pp.1532-1554
9) 古川福実ほか：ヒドロキシクロロキン適正使用の手引き．日皮会誌 **125**：2049-2060，2015
10) Mititelu M et al：Progression of hydroxychloroquine toxic effects after drug therapy cessation：new evidence from multimodal imaging. JAMA Ophthalmol **131**：1187-1197, 2013
11) 近藤峰生，篠田啓ほか：ヒドロキシクロロキン適正使用のための手引き．日本眼科学会雑誌 **120**：419-428，2016
12) RUBIN M et al：STUDIES ON THE PHARMACOLOGY OF CHLOROQUINE. RECOMMENDATIONS FOR THE TREATMENT OF CHLOROQUINE RETINOPATHY. Arch Ophthalmol **70**：474-481, 1963
13) BERNSTEIN H et al：THE OCULAR DEPOSITION OF CHLOROQUINE. Invest Ophthalmol **2**：384-392, 1963
14) BERNSTEIN HN et al：PATHOLOGY OF CHLOROQUINE RETINOPATHY. Arch Ophthalmol **71**：238-245, 1964
15) Ramsey MS et al：Chloroquine toxicity in the human eye. Histopathologic observations by electron microscopy. Am J Ophthalmol **73**：229-235, 1972
16) Mavrikakis I et al：The incidence of irreversible retinal toxicity in patients treated with hydroxychloroquine：a reappraisal. Ophthalmology **10**：1321-1326, 2003
17) Wolfe F et al：Rates and predictors of hydroxychloroquine retinal toxicity in patients with rheumatoid arthritis and systemic lupus erythematosus. Arthritis Care Res **62**：775-784, 2010
18) Melles RB et al：The risk of toxic retinopathy in patients on long-term hydroxychloroquine therapy. JAMA Ophthalmol **132**：1453-1460, 2014
19) Lee DH et al：Pericentral hydroxychloroquine retinopathy in Korean patients. Ophthalmology **122**：1252-1256, 2015
20) Marmor MF et al, American Academy of Ophthalmology：Revised recommendations on screening for chloroquine and hydroxychloroquine retinopathy. Ophthalmology **118**：415-422,

21) Marmor MF et al, American Academy of Ophthalmology：Recommendations on Screening for Chloroquine and Hydroxychloroquine Retinopathy(2016 Revision). *Ophthalmology* **123**：1386-1394, 2016
22) Grassmann F et al：Common synonymous variants in ABCA4 are protective for chloroquine induced maculopathy(toxic maculopathy). *BMC Ophthalmol* **15**：18, 2015
23) Agarwal A：Chloroquine(Aralen)and Hydroxychloroquine(Plaquenil)Retinopathy. Chaptor 9. Toxic Diseases Affecting the Pigment Epithelium and Retina. In Gass' Atlas of Macular Diseases, 5th ed, in 2 vols. USA, Elsevier SAUNDERS, 2012, pp.756-761
24) Marmor MF：Comparison of screening procedures in hydroxychloroquine toxicity. *Arch Ophthalmol* **130**：461-469, 2012
25) Akman Y et al：Two Cases With Chloroquine and Hydroxychloroquine Maculopathy. *Marmara Med J* **24**：68-72, 2011
26) 篠田啓：ヒドロキシクロロキンおよびクロロキン網膜症．リウマチ科 **55**：315-321，2016
27) 篠田啓：クロロキンおよびヒドロキシクロロキンによる薬剤毒性．あたらしい眼科 **33**：981-988，2016
28) Melles RB et al：Pericentral retinopathy and racial differences in hydroxychloroquine toxicity. *Ophthalmology* **122**：110-116, 2015
29) Yam JCS et al：Ocular toxicity of hydroxychloroquine. *Hong Kong Med J* **12**：294-304, 2006
30) Tanga L et al：Retinal functional changes measured by frequency-doubling technology in patients treated with hydroxychloroquine. *Graefes Arch Clin Exp Ophthalmol* **249**：715-721, 2011
31) 篠田啓ほか：ヒドロキシクロロキン網膜症のスクリーニング．日本の眼科 **88**：80-84，2017
32) Moschos MM et al：Assessment of hydroxychloroquine maculopathy after cessation of treatment：an optical coherence tomography and multifocal electroretinography study. *Drug Des Devel Ther* **9**：2993-2999, 2015

IgA 腎症と歩んだ 44 年

順天堂大学/医療法人社団松和会
富野康日己

1．IgA 腎症とは

IgA 腎症は，フランスの腎病理学者 Jean Berger らにより，1968 年に「Nephropathy with mesangial IgA-IgG deposits」として学会発表され，翌年には英文で報告された．わが国で高頻度に認められる原発性慢性メサンギウム増殖性糸球体腎炎(primary chronic mesangial proliferative glomerulonephritis)である．炎症性腎疾患(腎炎)でありながら炎症が乏しいことから，IgA 腎症(IgA nephropathy)との用語が広く用いられている．臨床の指標として，①持続性血尿：尿沈渣赤血球 5 個/視野(HPF)以上，②蛋白尿持続：0.3 g/日以上，③血清 IgA 315 mg/dL 以上，④血清 IgA/C3 比 3.01 以上を参考としているが，確定診断には腎生検による組織診断が必須である．

また IgA 腎症は，免疫複合体疾患として以下の特徴的な病理組織学的所見があげられている(図 a～d)．
① 免疫組織学(蛍光抗体法・酵素抗体法)的に IgA(多量体・糖鎖異常 IgA1)，IgG と補体 C3 の顆粒状沈着が糸球体メサンギウム領域を中心に認められる．光学顕微鏡では，糸球体メサンギウム細胞の増殖とメサンギウム基質の増生・拡大が観察される．また，糸球体内へのリンパ球，単球などの浸潤もみられる．
② 電子顕微鏡では IgA・C3 の沈着部位に一致して，高電子密度の沈着物(electron dense deposits：EDD)が糸球体メサンギウム領域を中心に，一部糸球体基底膜側にも認められる．
③ IgA 腎症患者の移植腎にも同様の腎病変が再発する．
④ 皮下や筋肉内の小血管壁に IgA・C3 の顆粒状沈着が認められる．
⑤ 流血中に IgA 型免疫複合体がいくつかの方法で同定される．さらに，IgA 腎症患者の末梢血液中好中球細胞質内で IgA(IgA1)・C3 が蛍光抗体二重染色により封入体様に顆粒状に認められている．

以上，IgA 腎症の病因は IgA 型免疫複合体(immune complex：IC)の糸球体への沈着と，それにより惹起される炎症性変化(糸球体外からの炎症細胞浸潤と糸球体固有細胞の増殖，細胞外基質成分の増生亢進・分解低下など)であると考えられる．紫斑病や全身性エリテマトーデス，肝疾患(慢性肝炎，肝硬変，肝がん等)でみられる続発性の糸球体病変とは区別される．

私は，1974 年に順天堂大学医学部卒業後，市立札幌病院病理部での故白井俊一先生のご指導のもと，IgA 腎症の研究を開始し，臨床を含め今日に至っている．

2．IgA 腎症と抗原系

IgA 腎症が IgA 型免疫複合体(抗原-抗体-補体複合体)により惹起されるとしても，抗原系の解明は十分にはなされていない．免疫複合体(IC)が持続的に作られていることを考慮すると，その抗原系として自己抗原，常在細菌叢あるいは，ある種のウイルスなどの特異的抗原を検索する必要があると考えてきた．IgA は，通常粘膜面での first defense(第 1 防御)として働いている免疫グロブリンであることから，抗原系がいずれかの粘膜を経由して侵入してきたものである可能性があげられる．上気道・腸管系・胆道系の関与，つまり①上気道感染(細菌，ウイルスなど)，②腸管系(グルテン・グリアディン，ミルク，米などの食物抗原，細菌感染など)，③胆道系(細菌感染，胆道の閉塞など)を介した抗原曝露が疑われるのは当然である．

これまでの研究から IgA 腎症の発症には上気道(咽頭，扁桃)での何らかの感染(細菌やウイルスなど)が深く関与していると考えられているが，特異抗原の血中ないし腎組織内での同定や再現性が乏しい事実は，特異抗原による特定の IC が IgA 腎症を惹起するとの古典的な解釈を支持するものではなかった．しかし，逆にある種の細菌やウイルスの関与を否定するものでもない．IgA 腎症患者では IgA の産生系も含め粘膜免疫異常が示唆されており，その異常から粘膜常在細菌叢の変化やウイルス感染に対する感受性に変化が生じても不思議ではなく，その結果として一定の細菌，あるいはウイルス抗原が高頻度に確認されてくる可能性がある．事実，IgA 腎症患者と非 IgA 腎症慢性扁桃炎患者の扁桃の常在細菌叢は明らかに異なっていることも報告されている．したがって，種々の外来抗原による自然免疫系の活性化機序の解明も重要と考えられている．

3．IgA 腎症と IgA1 分子糖鎖構造

研究当初，IgA が抗原であり IgG や IgM が抗体として作用しているとの説も考えられたが，IgA 単独沈着症例もみられたこともあり詳細を明らかにすることはできなかった．ヒトの血清 IgA には，2 種のサブクラス(IgA1, IgA2)が存在するが，IgA 腎症患者の血清中には多量体 IgA1 が増加し糸球体に沈着する IgA は，

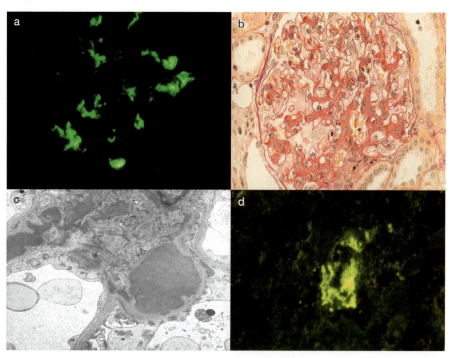

図．IgA 腎症の組織学的所見
 a）蛍光抗体法所見：糸球体メサンギウム領域への IgA1 沈着
 b）光学顕微鏡所見：糸球体メサンギウム細胞の増殖とメサンギウム基質の増生・拡大
 c）電子顕微鏡所見：糸球体メサンギウム領域の EDD
 d）蛍光抗体法所見：皮下小血管壁への IgA 沈着

おもに IgA1 である（図 a）．IgA1 と IgA2 分子の構造上の最大の違いは，両者でヒンジ部位のアミノ酸組成が異なり，IgA1 のヒンジ部位には O-結合型糖鎖が結合していることである．O-結合型糖鎖は，内側より N-アセチルガラクトサミン（GalNAc），ガラクトース（Gal），シアル酸（NeuAc）より構成されるが，各糖鎖修飾酵素の働きによって個々の O-結合型糖鎖構造には多様性がみられる．IgA 腎症患者の IgA1 は多量体が優位であり，ガラクトース（Gal）が欠損した Gal 欠損型 IgA1 や，Gal が欠損しかつシアル酸（NeuAc）が結合した構造をもつ糖鎖異常 IgA1［galactose deficient (Gd)IgA1］が増加していることが明らかにされている．さらに，IgA 腎症患者の血中・尿中には IgA を含む IC も増加している．IC を形成する IgA は GdIgA1 であり，IgA 腎症患者血中には GdIgA1-IgA および GdIgA1・IgG-IC が増加している．米国での IgA 腎症患者の家系調査では，IgA 腎症患者のみならず発症していない血縁においても血清中の糖鎖異常 IgA1 が増加していたことより，糖鎖異常 IgA1 の産生は遺伝因子によって規定されている可能性が報告された．しかし，一方で発症していない血縁においても血清中糖鎖異常 IgA1 が増加していることは，GdIgA1 の増加・沈着だけでは IgA 腎症の病態を説明し切れず，IgA 腎症の発症・進展には環境因子など別の要因が関与すると考えられる．最近，糸球体上に GdIgA1 と IgA との共存が証明され，血清中 GdIgA1 を測定する Gd-IgA1 Assay Kit（Kit-IBL, 株式会社免疫生物研究所）が市販されたが，新たな臨床指標として期待される．

以上，IgA 腎症の発症機序については徐々に解明されてきているが，その研究の一端に参加できたことは私の大いなる喜びである．参考資料として拙著「IgA 腎症を診る」（中外医学社，2015）をご覧いただきたい．

謝　辞
　市立札幌病院時代：伊藤哲夫先生，故白井俊一先生，吉木敬先生，東海大学時代：堺秀人先生，野本保夫先生，順天堂大学時代：小出輝先生，故白井俊一先生の温かいご指導に深謝いたします．また，これまでともに学んできた多くの仲間たちに御礼申し上げます．

連載 がん免疫

企画：河上 裕

第8回

がん免疫におけるNK/NKT細胞の意義とその制御

髙見真理子[1]　青木孝浩[1,2]　本橋新一郎[1]

はじめに

Natural killer(NK)細胞は，自然免疫を担う代表的な細胞傷害性リンパ球の一つで，獲得免疫系のT細胞やB細胞とは異なり，抗原によるプライミングなしでウイルスや細菌などの非自己を認識・排除する役割を果たす．NK細胞は，非自己のみならず自己由来の腫瘍細胞をも認識し活性化するメカニズムを有するため，がん免疫監視においてがん化した細胞の排除に重要な役割を果たす．また自然免疫系には，NK受容体とT細胞抗原受容体(TCR)を発現し，NK細胞とT細胞の特徴を併せもつNatural killer T(NKT)細胞が存在する．NKT細胞も細胞の活性化にプライミングを必要とせず，がん細胞を認識して即座に免疫応答することから，NK細胞同様，がん免疫監視で大きな役割を担うと考えられている．近年，免疫チェックポイント阻害薬の開発成功に大きな注目が集まっているが，NK細胞およびNKT細胞に着目した免疫細胞療法についても，数々の臨床試験の結果が報告されつつある．本稿では，NK細胞およびNKT細胞のがん免疫監視における役割と，免疫療法への応用ならびに今後の展望について述べる．

1. NK細胞とは

ヒト末梢血単核球中に5〜20％の割合で存在するNK細胞は，活性化および抑制性レセプターを複数発現して標的細胞のHLAクラスIもしくはクラスI様分子を認識する(図1)．レセプターからのシグナルのバランスによりNK細胞の活性化が決まり，細胞傷害性発揮の有無が決定する．Killer cell immunoglobulin-like receptors(KIR)は，"missing self"仮説にもとづき自己HLAを認識してNK細胞の活性化を負に制御するが，非自己HLAやがん化などにより発現パターンの変化したHLAを認識せず，抑制性シグナルを伝達しない[1]．結果としてNK細胞が活性化され，標的細胞に対し細胞傷害活性を発揮する．活性化レセプターの代表的なNKG2Dレセプターは，そのリガンドとしてがん細胞特異的抗原であるMICAやMICB等が特定されており，がん免疫監視に重要な役割を果たすことが示唆されている[2]．またNK細胞は，Fcγレセプターを発現し，抗体依存性細胞傷害(ADCC)によって細胞傷害活性を発揮することも知られている[3]．これらのメカニズムによって活性化されたNK細胞は，細胞傷害分子グランザイムBやパーフォリンを放出して標的細胞のアポトーシスを誘導するほか，Death因子であるFasリガンドやTNF related apoptosis inducing ligand(TRAIL)を発現し標的細胞を傷害する[4]．

連載 がん免疫

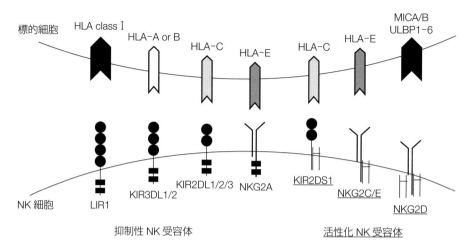

図1．HLAクラスⅠとクラスⅠ様分子をリガンドとする活性化および抑制性NK受容体

2．がん免疫におけるNK細胞の役割

NK細胞を用いたがん免疫療法として，養子免疫療法が数多く報告されている．NK細胞のソースとしては，自己NK細胞を体外で増殖させて投与，もしくは同種由来の末梢血単核球を用いたNK細胞の投与がおこなわれている[5]．本項では，NK細胞の抑制化機構の影響を避けて移植片対白血病効果（GVL）が発揮できるよう考慮された，興味深い臨床研究の一部を紹介する．

Rubnitzら[6]は小児急性骨髄性白血病（AML）10人を，Curtiら[7]は成人AML 13人を対象に，ハプロタイプ半一致ドナーから採取したCD3⁻CD56⁺ NK細胞を投与した．どちらの試験でも，ドナーNK細胞上の抑制性KIR発現と，それが認識するレシピエントのHLA（HLA-C, Bw）との間にミスマッチがあるように設定された．つまり，輸注されたドナーNK細胞にとっては，抑制するHLAリガンドが腫瘍上に存在しない"missing self"状態となり，高い移植片対白血病効果（GVL）を発揮することが期待された．その結果，対象とした小児AMLは完全寛解を得ていた症例であったが，10例全例でNK細胞輸注後に再発を認めなかった．

成人AMLは分子生物学的再発を認めた2例で寛解を得ており，6例の完全寛解症例では3例で寛解を維持でき，病状の進行を認めていた5例中1例で完全寛解を得ることができた．

この結果から，微小残存病変程度の担がん状態であれば，同種NK細胞による制御が可能であることが示された．今後同種NK細胞の有効性を高め，適応を広げていくためには，リセプターリガンドミスマッチのみならず，活性型NKレセプターの活用やNK細胞の細胞傷害活性に必要なライセンシングの問題など，数多くの課題を解決していく必要がある．

3．NKT細胞

NKT細胞は，MHC class Ⅰ様分子CD1d拘束性にTCRが反応する自然免疫系リンパ球の一つであり，TCR刺激に対してプライミングなしで応答し，迅速に大量のサイトカインを産生する．NKT細胞は，大きくはタイプⅠおよびタイプⅡに分類される[8]．タイプⅠNKT細胞のTCRは，ヒトではVα24鎖およびVβ11鎖，マウスではVα14鎖およびVβ8.2, Vβ7またはVβ2鎖とほぼ単一なレセプター（iTCR）を発現し，インバリアントNKT

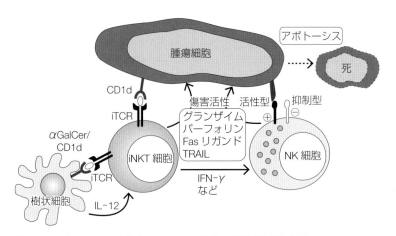

図 2. リガンドにて活性化した NKT 細胞の示す抗腫瘍効果

(iNKT)細胞とよばれる．1997年に Kawano らによって糖脂質 α-ガラクトシルセラミド(αGalCer)が, iNKT 細胞の強力なアゴニストとして同定された[9]．またこれまでに，NKT 細胞は CD1d 欠損マウスでは存在しないこと，CD1d 上に提示されたさまざまな糖脂質を認識することが示されている．一方，タイプⅡNKT 細胞は多様な TCR を発現し，CD1d 上に提示されたリガンドを認識するとされているものの，αGalCer は認識せず，リガンドについては不明瞭な点が多い．多くの抗腫瘍効果を発揮する NKT 細胞の研究はタイプⅠNKT 細胞についてなされており，本項では以降，タイプⅠNKT 細胞(iNKT 細胞)について述べる．

iNKT 細胞の iTCR が αGalCer/CD1d 複合体を認識すると活性化され，IFN-γ，IL-4 をはじめとする IL-2 や IL-10，TNF-α，GM-CSF などの多様なサイトカインを放出する[10]．IFN-γ と IL-4 は転写レベルではすでに胸腺の発達の段階で活性化されており，TCR 刺激に反応して即座に大量のサイトカインが放出される[11]．iNKT 細胞は，これらのサイトカインの産生により NK 細胞，細胞傷害性 CD8$^+$ T 細胞，樹状細胞を活性化し，間接的に免疫応答を誘導するほか，Fas リガンド，グランザイム B，パーフォリンなどを放出することによって，自らも細胞傷害活性を発揮し，非自己を攻撃し排除する役割を担う[12](図2).

4．がん免疫における NKT 細胞の役割

がん免疫監視で NKT 細胞が重要な役割を果たすことは，NKT 細胞欠損マウスを使った実験などにより明らかにされてきた．さらに，αGalCer または αGalCer をパルスした樹状細胞の投与により，腫瘍の転移が抑制されることが報告された[13]．また，肺癌や頭頸部癌，メラノーマなどでは，担癌患者における末梢血 NKT 細胞の減少を認め，急性白血病や頭頸部癌においては，患者末梢血 NKT 細胞数の低下と不良な予後との間に相関が認められることが報告された[14)15]．

これらの報告をもとに，iNKT 細胞を利用したがん免疫療法の臨床試験がおこなわれてきた．iNKT 細胞を用いたがん免疫療法は，αGalCer の単体投与，αGalCer パルス抗原提示細胞の投与，αGalCer もしくは iTCR 特異的抗体を用いて *ex vivo* で増殖させた iNKT 細胞の投与，さらには *ex vivo* で増殖させた iNKT 細胞と αGalCer パルス抗原提示細胞の併用がおこなわれてきた．さらに多発性骨髄腫を対象に，αGalCer パルス抗原提示細胞と免疫調節薬レナリドマイドの併用療法も報告

されている[16]．αGalCer 単体を複数回投与する系では，アナジーを誘導し NKT 細胞を活性化して抗腫瘍効果は得られなかった[17]．一方，肺癌，頭頸部癌等を対象におこなわれた αGalCer パルス抗原提示細胞のみ，または iNKT 細胞投与を併用した臨床試験では，IFN-γ の産生量が増加とともに生存期間の延長が認めら，現在も臨床試験が継続している[18)19]．

おわりに

NK 細胞や NKT 細胞を利用した免疫細胞療法の開発は日進月歩である．iPS 細胞技術を用いた養子免疫療法である iPS-NKT 細胞療法，免疫チェックポイント阻害薬である抗 PD-1 抗体などと NK や NKT 細胞との併用療法，キメラ抗原受容体（CAR）を発現させた NK 細胞，NKT 細胞を用いた臨床研究など，非常に多くの臨床研究が計画されている．今後の臨床試験によって有効性・安全性が検証され，次世代の NK 細胞，NKT 細胞の免疫療法が確立されることが期待される．

文献

1) Parham P：MHC class I molecules and KIRs in human history, health and survival. *Nat Rev Immunol* **5**：201-214, 2005
2) Pende D *et al*：Major histocompatibility complex class I-related chain A and UL16-binding protein expression on tumor cell lines of different histotypes：analysis of tumor susceptibility to NKG2D-dependent natural killer cell cytotoxicity. *Cancer Res* **62**：6178-6186, 2002
3) Bryceson YT *et al*：Activation, coactivation, and costimulation of resting human natural killer cells. *Immunol Rev* **214**：73-91, 2006
4) Vivier E *et al*：Functions of natural killer cells. *Nat Immunol* **9**：503-510, 2008
5) Rueff J *et al*：Lymphocyte subset recovery and outcome after autologous hematopoietic stem cell transplantation for plasma cell myeloma. *Biol Blood Marrow Transplant* **20**：896-899, 2014
6) Rubnitz JE *et al*：NKAML：a pilot study to determine the safety and feasibility of haploidentical natural killer cell transplantation in childhood acute myeloid leukemia. *J Clin Oncol* **28**：955-959, 2010
7) Curti A *et al*：Successful transfer of alloreactive haploidentical KIR ligand- mismatched natural killer cells after infusion in elderly high risk acute myeloid leukemia patients. *Blood* **118**：3273-3279, 2011
8) Godfrey DI *et al*：NKT cells：what's in a name? *Nat Rev Immunol* **4**：231-237, 2004
9) Kawano T *et al*：CD1d-restricted and TCR-mediated activation of Vα14 NKT cells by glycosylceramides. *Science* **278**：1626-1629, 1997
10) Chang YJ *et al*：Potent immune-modulating and anticancer effects of NKT cell stimulatory glycolipids. *Proc Natl Acad Sci USA* **104**：10299-10304, 2007
11) Matsuda JL *et al*：Mouse Vα14i natural killer T cells are resistant to cytokine polarization in vivo. *Proc Natl Acad Sci USA* **100**：8395-8400, 2003
12) Wingender G *et al*：Antigen-specific cytotoxicity by invariant NKT cells in vivo is CD95/CD178-dependent and is correlated with antigenic potency. *J Immunol* **185**：2721-2729, 2010
13) Toura I *et al*：Cutting edge：inhibition of experimental tumor metastasis by dendritic cells pulsed with a-galactosylceramide. *J Immunol* **63**：2387-2391, 1999
14) Najera Chuc AE *et al*：Low number of invariant NKT cells is associated with poor survival in acute myeloid leukemia. *J Cancer Res Clin Oncol* **138**：1427-1432, 2012
15) Molling JW *et al*：Low levels of circulating invariant natural killer T cells predict poor clinical outcome in patients with head and neck squamous cell carcinoma. *J Clin Oncol* **25**：862-868, 2007
16) Song W *et al*：Generation of antitumor invariant natural killer T cell lines in multiple myeloma and promotion of their functions via lenalidomide：a strategy for immunotherapy. *Clin Can-*

cer Res **14** : 6955-6962, 2008
17) Ishikawa A *et al* : A phase I study of α-galactosylceramide(KRN7000)-pulsed dendritic cells in patients with advanced and recurrent non-small cell lung cancer. *Clin Cancer Res* **11** : 1910-1917, 2005
18) Motohashi S *et al* : A phase I-II study of α-galactosylceramide-pulsed IL-2/GM-CSF-cultured peripheral blood mononuclear cells in patients with advanced and recurrent non-small cell lung cancer. *J Immunol* **182** : 2492-2501, 2009
19) Kunii N *et al* : Combination therapy of in vitro-expanded natural killer T cells and α-galactosylceramide-pulsed antigen-presenting cells in patients with recurrent head and neck carcinoma. *Cancer Sci* **100** : 1092-1098, 2009

連載 第8回 免疫病動物モデルの特長と限界　企画：上阪 等[†]

炎症性腸疾患動物モデル

小林　拓*

炎症性腸疾患モデルマウスは，炎症性腸疾患の病態理解や治療法の進歩だけでなく，粘膜免疫の恒常性維持機構を明らかにすることに貢献してきた．大別して，①上皮バリア傷害（DSS 誘発腸炎など），②自然免疫異常（STAT3$^{-/-}$，TRUC マウスなど），③T 細胞の異常活性化（TNBS，オキサゾロン誘発腸炎など），④制御性・エフェクターT 細胞不均衡（CD45RB^{high} 移入，IL-10$^{-/-}$ など），⑤自然発症モデル（SAMP1/YitFc など）に分けられ，それぞれのモデルの長所と限界を理解することが重要である．

はじめに

炎症性腸疾患（inflammatory bowel diseases：IBD）は，潰瘍性大腸炎（ulcerative colitis：UC）およびクローン病（Crohn's disease：CD）の2つの疾患からなる．いずれも原因不明・慢性再発性の腸管の炎症を特徴とする．病因は，遺伝的素因を背景にさまざまな環境誘因の影響下で，腸内細菌をはじめとした抗原に対する過剰な免疫応答の結果として腸炎を発症すると考えられているが，この仮説の多くの部分は，IBD の動物（マウス）モデルの研究により蓄積してきた．遺伝子工学やヒトゲノムワイド関連研究の進歩と相まって，数十種類以上の IBD マウスモデルが現在までに報告されているが，同時に粘膜免疫ホメオスタシスの機構を明らかにするのにも役立っている．本稿では一般的な IBD 動物モデル（**表1**）[1]を例示するとともに，ヒト IBD 病態の理解と治療の進歩に対する寄与について議論する．

1．上皮バリアの傷害による腸炎モデル

上皮バリア機能の障害が IBD の病因に関与すると考えられているが，この多くは，上皮バリア成分の化学的傷害または遺伝的欠陥による実験的大腸炎の動物モデルに由来する．飲水中のデキストラン硫酸ナトリウム（DSS）の投与は，体重減少，下痢，および直腸出血によって示される急性腸炎を引き起こす[2]．DSS 腸炎は，遠位優位の炎症，ムチン減少，好中球浸潤，腺窩膿瘍形成および表層性粘膜傷害など，UC と病理学的に類似している．引き起こされる炎症カスケードには，TNF-α，IFN-γ や IL-12/23 の増加があげられるが，このモデルはリンパ球を欠くモデルでも誘導されるため，自然免疫系が病態の主であると考えられている．一方，低用量の長期間反復投与は，リンパ球優位，とくに Th1 および Th2 型反応が混合した慢性腸炎を引き起こす[3]．さらには急性または慢

Key Words
クローン病，潰瘍性大腸炎，炎症性腸疾患，腸炎，マウス

KOBAYASHI Taku/*北里大学北里研究所病院 炎症性腸疾患先進治療センター

表 1. 代表的なマウスモデルの一覧

上皮バリアの傷害	T細胞の異常活性化
急性DSS	TNBS
慢性DSS	オキサゾロン
Muc1/2$^{-/-}$	TNFΔARE
Mdr1a$^{-/-}$	TCRα$^{-/-}$
など	など
自然免疫系の異常	制御性・エフェクターT細胞不均衡
抗CD40抗体-RAG$^{-/-}$	CD45RBhigh 移入
Helicobacter hepaticus→SCID/RAG$^{-/-}$	IL-2$^{-/-}$
STAT3$^{-/-}$	IL-10$^{-/-}$
NFIL3$^{-/-}$	など
TRUC	
IEC/IKK-γ$^{-/-}$	自然発症モデル
など	SAMP1/Yit(Fc)
	C3H/HeJBir
	など

(Valatas V et al, 2015[1]より改変引用)

性大腸炎を生じるだけでなく，その回復期には上皮再生機構の研究をも可能にすることが特長である．DSS大腸炎モデルは，再現性，短期間で発症すること，および技術的簡便さが特徴で，ヒトIBDにおける新規治療薬の有効性の前臨床評価に広く使用される．しかし，その化学的な側面やself-limitingな性質，さらには腸内細菌叢が不要である点などが，ヒトIBDと大きく異なることも頭に入れておく必要がある．

2. 自然免疫系の異常による腸炎モデル

B細胞およびT細胞といった細胞を欠損したマウスでも腸炎を誘導できることは，獲得免疫が腸炎の必要条件ではないことを意味しており，SCIDまたはRAG欠損マウスにヘリコバクターや抗CD40抗体の投与することで作成されるものが代表的である[4)5)]．これらのモデルは，IBDのメカニズムにおいて自然免疫系細胞の産生するIL-23の重要性を示唆している．

Myeloid系細胞における制御機構の欠陥も腸炎を引き起こす．マウスの好中球およびマクロファージにおけるSTAT3遺伝子の欠失は，IL-10の抑制機能の喪失によってTLR依存性のIL-12p40過剰産生をもたらす[6)]．マクロファージにおけるIL-12p40の抑制因子であるNFIL3のノックアウトマウスも同様に，腸内細菌によって誘導されるIL-12p40の過剰産生を介して腸炎を発症する[7)]（図1）．ユニークなモデルとして，RAG2欠損マウスにおいてTh1応答を媒介する転写因子であるT-betを欠損させたT-bet$^{-/-}$×RAG2$^{-/-}$（TRUC）マウスは，樹状細胞によるTNF-αの過剰産生に起因してUC様の重症大腸炎を発症する[8)]．興味深いことに，TRUCマウスの腸炎は，野生型およびRAG2$^{-/-}$マウスへの糞便移植を介して伝達可能であり，先天性免疫欠損が腸炎惹起性細菌叢を選択・促進し得ることを示している．

腸上皮は粘膜免疫系の防御機構の最前線である．

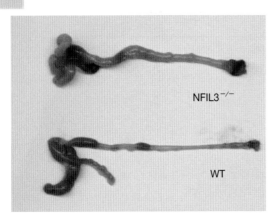

図1. NFIL3ノックアウトマウスの腸管
大腸が著明に肥厚し短縮している.

TLRおよびNOD受容体を介したPathogen-associated molecular patternの認識およびその後の上皮細胞におけるNF-κB活性化は，抗菌ペプチドの放出，炎症性サイトカインの分泌および細菌の侵入制限などのさまざまな防御機構を活性化する．TLR2およびTLR4またはTLRシグナル伝達分子MyD88を欠くマウスは，DSS大腸炎に対して，より感受性であることが判明している．さらに，腸上皮におけるIκBキナーゼ（IKK）-γともよばれるNF-κB essential modulator（NEMO）の欠損によるNF-κBシグナル伝達の停止は，慢性大腸炎をもたらす．このIKK-γ$^{-/-}$マウスはMyD88$^{-/-}$マウスとの交配により腸炎を発症しないことから，TLRシグナル伝達異常が病因に寄与していると考えられる[9]．

3. 過剰なT細胞応答を特徴とする腸炎モデル

粘膜恒常性を維持するためには，エフェクターT細胞応答の制御が必要である．動物研究では，エフェクター細胞応答の増強または調節応答の欠陥のいずれかによるこの制御の喪失が腸炎を誘発し得ることが示されている．

トリニトロベンゼンスルホン酸（TNBS）を用いたハプテン化によって，腸炎を発症させるCD4$^+$エフェクターT細胞応答を促進することができる．上皮バリアを傷害するエタノールと組み合わせたTNBSの直腸投与は，マウスの系統，TNBSの濃度および投与プロトコールに依存し，さまざまな重症度の大腸炎を誘発する．「古典的」モデルでは，TNBSをBALB/cおよびSJL/Jマウスに単回投与すると，顆粒球・リンパ球浸潤およびTh1優位の免疫応答パターンを特徴とするCD類似腸炎が生じる[10]．少量の反復投与は，いくつかの系統においてその疾患経過でTh2の後にTh1/Th17パターンを呈する．従って，このモデルは疾患の進展の異なる段階の間に，T細胞によって媒介される腸炎のメカニズムだけでなく，上皮の回復および増殖を研究するために有用であると考えられる．DSS腸炎モデル同様，ヒトIBDの種々の治療薬の前臨床評価に広く使用されている．

オキサゾロンは，エタノールと組み合わせて直腸投与され，死亡率の高い左側の大腸炎を引き起こす別のハプテン化剤である．急性大腸炎期は，上皮細胞の傷害によって特徴づけられ，リンパ球および顆粒球による潰瘍性粘膜および緻密な浸潤を生じる．このモデルは，杯細胞減少，全層性炎症の欠如およびTh2関連サイトカインの優位性など，UCと多くの類似点を有する．最も重要なことに，このモデルにおける炎症は，IL-4およびIL-13の分泌によるT細胞およびナチュラルキラーT細胞によって媒介される．そのため，IL-4やIL-13の抑制によって予防される[11]．

4. 制御性およびエフェクターT細胞不均衡による腸炎モデル

過度のエフェクターT細胞応答をもたらす免疫制御の不全は，さまざまな腸炎モデルにおける主要なメカニズムである．IL-10を産生するFoxp3陽性制御性CD4$^+$CD25$^+$T細胞ならびにTr1 CD4$^+$T細胞は，末梢における異常なT細胞

活性化を抑制する主役である．CD45RB^{high}移入腸炎モデルは，これら双方の相対的な欠如のために発生する．このモデルは，Tリンパ球およびBリンパ球が欠損した免疫不全マウスにおいて，制御性T細胞およびTr1細胞を含まない少数のナイーブCD45RB^{high} CD4$^+$T細胞の移入によって発症する[12]．この腸炎は，全層性炎症，潰瘍形成，粘膜構造の喪失および炎症細胞浸潤を特徴とし，CDに部分的に類似している．他方，制御性細胞を含むCD45RB^{low}細胞の共移入は，この腸炎の発症を防ぐことができる．

当初この移入モデルはIL-12依存性Th1型応答として分類されたが，その後の研究では，Th1/Th17型のの混合応答が同定されている．概念的には，この移入モデルは腸の免疫ホメオスタシスの維持のための，とくに制御性T細胞の役割の重要性を強調すると考えられ，粘膜T細胞活性化の種々の局面の研究に広く用いられている．主要な貢献の一つは，腸炎におけるIL-23依存性Th17経路の重要性を明らかにしたことである．このモデルの長所の一つは，T細胞活性化およびその後の炎症が既知の時間枠内で起こることである．

IL-10ノックアウトマウスも，確立した幅広く使用される腸炎モデルの一つである[13]．IL-10は，炎症反応を抑制するために自然免疫および獲得免疫の種々の免疫細胞において働くサイトカインである．IL-10$^{-/-}$マウスは，右結腸からはじまり，疾患が進行するにつれて遠位に延びる進行性の不連続的な全層性炎症を発症する．IL-10$^{-/-}$マウスからCD4$^+$T細胞をRAG$^{-/-}$レシピエントに移入することによって腸炎を再現できることから，CD4$^+$T細胞のIL-10産生異常による異常なT細胞応答が大腸炎発症のメカニズムと考えられる．移入モデルと同様に，IFN-γの中和によって疾患が有意に減弱する可能性があるため，病原性応答のタイプはもともとTh1関連として特徴付けられていたが，その後の研究は，このマウスにおけるTh17応答の増強ならびに，抗IL-17抗体および抗IL-6抗体を用いて重症度が減弱することを示した．さらに，IL-23p19$^{-/-}$とのダブルノックアウトマウスでは疾患を予防できるものの，IL-12p35$^{-/-}$では予防できないことから，疾患発症におけるIL-23の重要性が明らかになった[14]．総合的に，IL-10$^{-/-}$マウスを用いた研究は，おそらく通常の腸内抗原に応答してマクロファージなどの自然免疫系細胞から産生されたIL-23によって誘導および維持される病原性T細胞応答の調節におけるIL-10の不可欠な役割を強調している．IL-10$^{-/-}$マウスが徐々に発症する点から早期介入の実験的検討が，二重欠損マウスを作製することによりIBD病原性経路の個々の成分の検討が，それぞれ可能であり，広く使用されている理由となっている．

5．自然発症腸炎モデル

SAMP1/YitFcマウスは，自然発症腸炎モデルである[15]．SAMP1/YitFcマウスは，回腸末端部への炎症の局在，非連続性および全層性の炎症，肉芽腫の形成，肛門病変および狭窄の発生など，ヒトCDと類似の多くの特徴を有する回腸炎を自然発症するが，主要な免疫学的異常はほとんど解明されていない．IFN-γおよびTNFを高産生するTh1関連として最初に特徴付けられたものの，その後の研究で，Th1からTh2またはTh1からTh1/Th17の混合型の応答へのシフトが報告されている．

6．マウスモデルの限界

上述の通り，マウス実験モデルによる研究は，IBDの病態ならびに粘膜恒常性維持機構の解明に多大な寄与をなしてきた．多くのモデルが存在することは同時に，それぞれのモデルがヒトIBDとの類似点をもつものの差異も大きく，いまだにヒトUC・CD病態の根幹を共有する単一のモデル動

物が存在しないことを意味する．そのため，モデル動物で検討された治療効果は必ずしもヒト患者で再現可能なわけではなく，前臨床試験としての役割は近年では重視されているとは言い難い．

おわりに

IBD動物モデルは，人体最大の免疫臓器であるともいわれる腸管における恒常性の維持と破綻についての研究を可能にし，免疫そのものに関する理解の進歩にも貢献した．今後も多くのモデルの開発とともに免疫学的機序の理解も進み，難病の一つでもあるヒトIBDの病態解明と治療法の進歩につながることが期待される．

文 献

1) Valatas V et al：Experimental colitis models：Insights into the pathogenesis of inflammatory bowel disease and translational issues. *Eur J Pharmacology* **759**：253-264, 2015
2) Okayasu I et al：A novel method in the induction of reliable experimental acute and chronic ulcerative colitis in mice. *Gastroenterology* **98**：694-702, 1990
3) Alex P et al：Distinct cytokine patterns identified from multiplex profiles of murine DSS and TNBS-induced colitis. *Inflamm Bowel Dis* **15**：341-352, 2009
4) Uhlig HH：Differential activity of IL-12 and IL-23 in mucosal and systemic innate immune pathology. *Immunity* **25**：309-318, 2006
5) Li X et al：SCID/NCr mice naturally infected with Helicobacter hepaticus developprogressive hepatitis, proliferative typhlitis, and colitis. *Infect Immun* **66**：5477-5484, 1998
6) Takeda K et al：Enhanced Th1 activity and development of chronic enterocolitis in mice devoid of Stat3 in macrophages and neutrophils. *Immunity* **10**：39-49, 1999
7) Kobayashi T et al：NFIL3-deficient mice develop microbiota-dependent, IL-12/23-driven spontaneous colitis. *J Immunol* **192**：1918-1927, 2014
8) Garrett WS et al：Communicable ulcerative colitis induced by T-bet deficiency in the innate immune system. *Cell* **131**：33-45, 2007
9) Nenci A et al：Epithelial NEMO links innate immunity to chronic intestinal inflammation. *Nature* **446**：557-561, 2007
10) Neurath MF et al：Antibodies to Interleukin 12 abrogate established experimental colitis in mice. *J Exp Med* **182**：1281-1290, 1995
11) Boirivant M et al：Oxazolone colitis：a murine model of T helper cell type 2 colitis treatable with antibodies to interleukin 4. *J Exp Med* **188**：1929-1939, 1998
12) Powrie F et al：Phenotypically distinct subsets of CD4+ T cells induce or protect from chronic intestinal inflammation inC. B-17 scid mice. *Int Immunol* **5**：1461-1471, 1993
13) Berg DJ et al：Enterocolitis and colon cancer in interleukin-10-deficient mice are associated with aberrant cytokine production and CD4(+) TH1-like responses. *J Clin Invest* **98**：1010-1020, 1996
14) Hue S et al：Interleukin-23 drives innate and T cell-mediated intestinal inflammation. *J Exp Med* **203**：2473-2483, 2006
15) Kosiewicz MM et al：Th1-type responses mediate spontaneous ileitis in a novel murine model of Crohn's disease. *J Clin Invest* **107**：695-702, 2001

第18回 満喫！海外留学 ～ラボとタウン紹介～

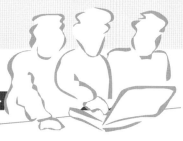

ニューヨーク・ロングアイランド研究生活

有沼良幸

〔プロフィール〕
2002年に帝京大学医学部を卒業．同大大学院にて2008年に博士課程修了．帝京大学医学部附属病院内科，独立行政法人国立病院機構相模原病院リウマチ科を経て，2012年に北里大学医学部膠原病・感染内科学助教として勤務．2015年4月よりFeinstein Institute for Medical ResearchのDr. Betty DiamondラボでNMDA受容体に対する自己抗体による急性神経細胞障害のメカニズムの研究をおこなった．2017年4月より北里大学医学部膠原病・感染内科学に戻り，診療講師として勤務している．

留学までの経緯

　私は，「新しい体験をしてこその人生だ」との強い思いから，医師として働くかたわら，人生のつぎのステップをいかに踏み出すか，日々思案していました．当時37歳，すでに妻と小学生の子供がいましたが，新しいことに挑戦し，しかもこれまでとは異なる環境で過ごしたいとの思いが消えることはありませんでした．英語圏での留学を漠然と考えており，ともかく留学することは決めましたが，留学先に当てなどはありません．そこで当時，北里大学膠原病・感染内科学の教授であった廣畑俊成先生にお願いして推薦状を書いていただき，いくつかの見込みのありそうな施設に履歴書とともに送ってはみたものの，そうそう良い返事が来るはずもなく，ひとまず留学は諦めていたところでした．

　そのような折，突然，「まだ来る気があるか？」という一文のメールが来ました．メールの送り主は，後に私が留学することになる研究室の上司，Dr. Betty Diamondでした．留学の約半年前，すでに諦めていた時期での返事だったこともあり，非常に驚いたのを覚えています．Feinstein Institute for Medical Researchは私の学位論文のもととなる研究を発表をしている施設で，私がそれまでやってきた研究を継続・発展させるには最適な留学先です．千載一遇のチャンスを掴むことができたわけです．

Feinstein Institute for Medical Research

　留学先となるFeinstein Institute for Medical Researchは，1997年設立の医療ネットワークNorthwell healthに属する医学研究施設で，ニューヨーク州ロングアイランドの，マンハッタンから自動車で約40分のManhassetという所にあります．おもに免疫学，神経科学，腫瘍学を対象とした研究者が世界中から集まっており，非常に多くの研究室がありましたが，研究室間のコミュニケーションは盛んで，私も研究手法の一つ

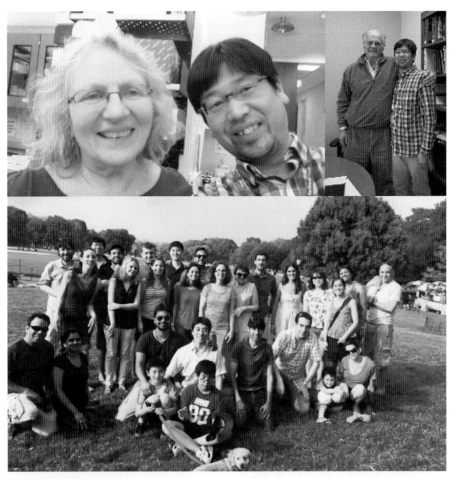

写真 1. ラボメンバー
Dr. Diamond と筆者(左上), ボスの夫 Dr. Volpe(右上), セントラルパークでのピクニックでの集合写真(下).

であった primary neuron の分離培養をマスターする際には数日にわたり他の研究室に通いました. また, 同じ敷地内に North Shore 大学病院が隣接し, そこでは各分野の臨床研究もおこなわれていました.

施設では職員とその家族を対象としたバーベキューやクリスマスパーティーなど, いかにも米国らしいレクリエーションが毎年, 敷地内で開催され, 日本との文化の違いの大きさを感じたものです. さらに, 難病患者向けのさまざまなチャリティー企画なども多くおこなわれ, Northwell health グループが一丸となって医療に積極的にかかわっていました. また, Northwell health には医学部を擁する Hofstra 大学があり, そこでは医師(MD)を目指すいわゆる医学部生が卒業と同時に PhD を取得するという斬新なコースが新設され, 私が所属する研究室にも基礎研究をおこなうために医学部生が来ていました. ちなみに, 私が米国滞在中に経験した貴重なイベントの一つである大統領選挙(もちろん, 私には選挙権はありません)中に第1回党首討論がおこなわれた場所は, ロングアイランドにあるこの大学でした.

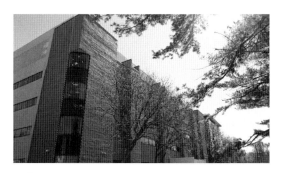

写真 2. Feinstein Instute for Medical Research の建物
右奥のガラス張りの 2 階が Diamond lab.

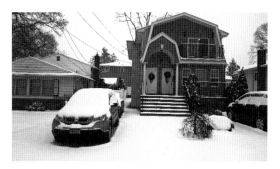

写真 3. アパートの外観
2 階部分が筆者の住まい (1 月に撮影)

Diamond lab

　Dr. Betty Diamond は，米国リウマチ学会（ACR）2014 で ACR マスターとなった著明な MD 研究者です．彼女は膠原病内科医でもあり，以前は診療もおこなっていたそうで，時折オフィスの電話で患者さんと話をしていることがありました．研究のメインテーマは自己反応性 B 細胞ですが，そこから派生し，私の研究テーマとなる中枢神経ループスを直接引き起こす自己抗体（抗グルタミン酸レセプター抗体）を見出しました．そのため研究室は大きく分けて以下の 3 つ，B 細胞を研究対象とするグループ，自然免疫，とくに単球系細胞と自己免疫疾患を研究するグループ，および自己抗体による中枢神経障害を研究するグループ，から構成されていました．神経障害グループはさらに 2 つに分かれており，ヒトでは自閉症を引き起こすとされる母胎由来の抗体が胎児の発達や成長とそれに伴う行動への影響を研究するグループ，もう一つが私が所属することになる獲得免疫によって生じた自己抗体が脳に与える組織学的，機能的影響を研究するグループです．人員は，スタッフ，ポスドク，実験助手の合わせて計 20 人ほど，内訳は，米国出身の研究者が数名，その他はポーランド，韓国，オランダ，オーストリア，イスラエル，日本等，あらゆる国から集まっていました．私は韓国人の女性ポスドクと現在，北海道大学第二内科助教の藤枝雄一郎先生の 2 人からなるチームに加わることになりました．研究室のメンバーは非常に仲が良く，実験手法でわからないものがあれば，たとえ違うグループでもお互いに協力していました．ポスドクの多くは MD ではなかったため，臨床的な発想とは違ったさまざまな基礎的なアプローチ法を学ぶことができました．

　研究室では毎週 2 回，全メンバーが参加するラボミーティングが朝からおこなわれ，研究の進捗状況やさまざまな手法に関するアイディアなどが活発に話し合われます．もちろん，すべて英語での発表です．発表の頻度はおよそ月 1 回程度で，最初は非常に苦労した記憶があります．この他に週 1 回，グループミーティングがおこなわれ，ボスの前で進捗状況と今後の方向性について発表しなければなりません．全体ミーティングとは異なり，グループミーティングでは詳細な説明が求められ，非常に専門的で全てを理解するのが困難でしたが，メンバーやボスに手取り足取り教えてもらい，研究面・英語面ともに非常に有意義なものになりました．その他，Dr. Diamond は疑問や質問にも気軽に応じてくれますが，つねに「適切な仮説とそれを証明するための具体的な方法」について問われ，研究者としてのあるべき姿勢を教わった気がします．また，実際の研究面では，資金は潤沢で，必要な試薬を手に入れるのに苦労することはほとんどありませんでした．機器につい

ては非常に古いものから最新のものまでさまざまでしたが，使用方法がわからないものがあれば，専門技師やメンバーに質問することで，常時，問題なく使用することができました．

さらに週1回，スタッフが主催するポスドク向けの抄読会にも参加していました．英語も含めた基礎的論文を読んだり，発表したりすることに不慣れだった私にとって，抄読会は非常に勉強になりました．論文の選択にはじまり，解釈するための予備知識も必要になりますし，専門外の分野の英語の論文をあれほど多く読んだり聞いたりする機会は本当に有意義でした．

ニューヨーク州とその周辺の紹介

ロングアイランドはマンハッタン島の東に位置する島で，のどかなベッドタウンといった感じでした．治安も良く，私の知る限り，近隣で恐ろしい事件が起きたことはありませんでした（とはいえ，ブルックリンやマンハッタンでは銃撃事件などが度々ありました）．さらに，私たち家族には関東育ちで大雪の経験がありませんでしたが，時々降る大雪も，子供たちは楽しんでいるようでした．基本的に生活は自動車中心でしたが，私たちが住んでいた地域には日本人も多く，安心感がありました．また，アジアンレストランやスーパなどもあり，生活必需品に事欠くことはありませんでした．さらに，ロングアイランドには果樹園が数多くあり，季節の果物やワインを楽しむこともでき

ます．もっとも物価は，ニューヨーク中心部に近いこともあり，やや高く感じられましたが，なんといってもマンハッタンにほど近いことから，いわゆる"米国"を堪能し，ダイバーシティを肌で感じることができました．全米オープンテニスが開催されるアーサー・アッシュ・スタジアムや日本人にも馴染みのあるヤンキースタジアムも自動車で1時間以内の距離にあります．その他，バスケットボールやアイスホッケー，アメリカンフットボールの試合を観戦することもできます．自動車を使えばナイアガラやワシントン，ボストンにも行ける距離です．

おわりに

研究留学はたやすいものではありません．しかし，世界中の人々に直接触れ合い・学ぶことにより明らかに視野が広がりました．さらに，家族にとってもかけがえのない体験になりました．Diamond labの一員として働けたことは私の一生の財産であり，この貴重な体験を糧に今後の臨床・研究・教育を頑張っていきたいと思います．昨今，医師の留学離れが叫ばれますが，留学には行った者でしかわからないことが数多くあります．留学をお考えの方は，是非，恐れずに挑戦してもらいたいと思っています．

最後に，今回の留学も含め，これまで私をサポートしてくださった廣畑俊成先生にこの場を借りて厚く御礼申し上げます．

講座

中枢神経回路の障害と修復を制御する生体システム

山下俊英*

脳血管障害，脳・脊髄の外傷などの中枢神経に障害をきたす疾患に対し，神経機能の回復を導くためには，複雑な神経回路が適切に再建される必要がある．神経回路の再建は成体になると困難となるが，これは損傷された中枢神経の軸索がきわめて再生しにくいためである．一方，中枢神経の不完全損傷の場合には，ある程度の神経機能の回復がみられることがある．事実，成体でも脳および脊髄で代償的な回路網の再形成が起こることを示す多くの報告がある．この過程においては，免疫系，脈管系，さまざまな臓器など，中枢神経系以外の生体システムが重要な役割を演じている．中枢神経回路障害を生体システム全体の恒常性の破綻として捉え，各臓器研究に用いられる手法を有機的に統合することで生体システムが神経回路障害を制御する全体像が明らかになると考えられる．

はじめに

脳血管障害，脳・脊髄の外傷などの中枢神経に障害をきたす疾患に対し，神経機能の回復を導くためには，複雑な神経回路が適切に再建される必要がある．そのためには，細胞死を免れた神経細胞から軸索枝が伸長し，標的ニューロンに向かって誘導され，シナプスを形成しなければならない．さらに，適切な回路は強められ，不適切な回路は刈り込まれることで，機能的な神経回路となり得る．このように損傷された神経回路が再建されるにあたっては，複数のステップを達成しなければならない．神経回路の形成は成体になると困難となるが，これは損傷された中枢神経の軸索がきわめて再生しにくいためである[1]．

一方，中枢神経の不完全損傷の場合には，ある程度の神経機能の回復がみられることがある．事実，成体でも脳および脊髄で代償的な回路網の再形成が起こることを示す多くの報告がある[2]．たとえば脳損傷後に中脳や上部脊髄などさまざまなレベルで，損傷を免れた軸索から側枝の形成が起こり，新たな回路が形成される[3]．中枢神経障害の病態形成と機能回復の過程には，神経に内在されたプログラムが働くようである．一方，免疫系，脈管系，さまざまな臓器などの中枢神経系以外の生体システムは，神経回路修復過程を正と負に制御している．本稿では，神経回路の修復を正と負に制御する機構に焦点を絞り，とくに生体システムの関与を中心に概説する．

1 代償性神経回路の形成を負に制御する因子

脳・脊髄が損傷を受けると，損傷部周囲に集積

〔キーワード〕
中枢神経障害
神経回路
再生
生体
臓器連関

YAMASHITA Toshihide/*大阪大学大学院医学系研究科分子神経科学

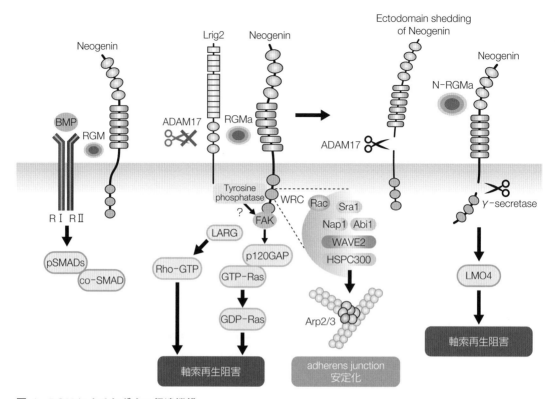

図1. RGMによるシグナル伝達機構

(Siebold C *et al*, 2017[4])より改変引用)

するミエリン，ミクログリア，免疫細胞，またグリア瘢痕を形成するアストロサイトなどが損傷された軸索に働き，その伸長を抑制することで神経回路の修復を阻む．これらの細胞には，損傷された軸索の再生を抑制するタンパク質が発現しているためである．軸索再生阻害因子としては，Nogo-A，コンドロイチン硫酸プロテオグリカン（CSPG），Repulsive Guidance Molecule（RGM），Semaphorinなどが同定されており[1]，これらの因子を標的とした治療薬が開発段階にある．

RGMは細胞膜表面に発現しているGPIアンカー型タンパク質で，哺乳類にはRGMa，RGMb，RGMcの3種類がある．RGMaは発生の段階で神経回路の形成を制御する役割を担うが，成体の中枢神経系の病態下では軸索再生を阻害する[4]．ラット脊髄損傷モデルにRGMaの機能を中和する抗体を投与すると運動機能の回復が高まり，損傷した軸索の再生が促進される．RGMaは神経細胞上のNeogeninとUnc5Bからなる受容体複合体を介し，RhoAの活性化やRasの不活性化を惹起することで強力な作用をもたらすものと考えられる[4]（図1）．

また，RGMaは免疫系の細胞にも発現している．多発性硬化症動物モデルを用いた研究では，樹状細胞に発現するRGMaは，ヘルパーT細胞の活性化を促進する作用をもつことが示されている[5]．またTh17細胞にもRGMaは発現し，神経細胞の変性を惹起する[6]．これらの知見から，多発性硬化症をはじめとする神経免疫疾患の分子標的としてもRGMaは注目されている．さらにパーキンソン病の剖検脳において，病変部の黒質のニューロンにRGMaが強く発現している．マウスの黒質のニューロンにRGMaを強く発現させると，黒質にミクログリアが集積し，神経細胞の変性が進行す

ることが報告されている[7]．以上，RGMaをターゲットとした薬剤は，脊髄損傷や多発性硬化症などの難治神経疾患による神経症状を緩和する治療として期待されており，薬剤開発が進められている．

2 神経回路の形成を促進する生体システム

中枢神経回路の再生は困難であるものの，神経回路修復のプログラムは内在されていると考えられる．生体システムは，神経回路修復過程を正と負に制御している．本項では筆者らがこれまでに報告してきた知見について紹介したい．

炎症に伴って生じる新生血管は，プロスタサイクリンを分泌することで軸索分枝を伸展させ，皮質脊髄路の修復を促進する[8]．マウスの胸髄に脳脊髄炎を誘導すると，四肢の運動機能を制御する皮質脊髄路が傷害される．その後，病巣周囲では血管新生が起こり，ついで残存する皮質脊髄路から軸索枝が伸びていた．この軸索枝は，新たな神経回路を再建することで脳脊髄炎により失われた運動機能を代償するものであった．血管内皮細胞が分泌するプロスタサイクリン（PGI_2）が神経細胞のIP受容体に作用することによる効果であることが示された．

神経に対する栄養因子として働くBDNF[3]やIGF-1[9]などは，神経回路の形成を促進する働きをもつ．発達期の脳において，神経細胞やそれらが構成する神経回路は周囲の細胞から影響を受けて生存を維持されると考えられてきた．脳の免疫細胞とされるミクログリアは，運動機能をつかさどる大脳皮質第5層の神経細胞の生存を維持する役割を担うことが明らかになった[9]．脳の発達期においてミクログリアは，神経軸索の周囲に集まるという特徴的な分布を示す．阻害薬や遺伝子改変マウスを用いてミクログリアの機能を抑制すると，大脳皮質第5層の神経細胞に選択的に細胞死が誘導される．これらの結果から，ミクログリア

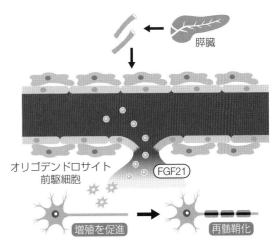

図2．神経系から離れた臓器による神経回路の修復
膵臓が分泌するFGF21は，オリゴデンドロサイト前駆細胞の増殖を促進し，神経回路の修復に寄与する．
(Kuroda M et al, 2017[10]より引用)

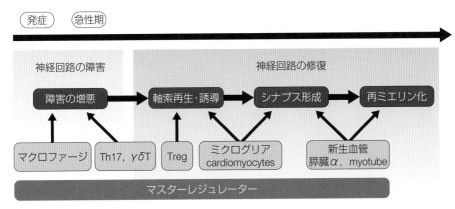

図3．生体システムによる神経回路の可塑性制御

が特定の神経細胞の生存にかかわることが示された．中枢神経系において免疫反応を担当するミクログリアは，IGF-1を分泌することで発達段階の皮質脊髄ニューロンの生存を維持し，軸索の脊髄への誘導を助けるのである．

さらに，神経系から遠く離れた臓器も神経回路の再形成に寄与している．膵臓などの臓器はFGF21を分泌している．中枢神経系の病態下において血液脳関門が破壊されると，血中のFGF21が脳・脊髄内に流入する．FGF21はオリゴデンドロサイト前駆細胞に作用し，その増殖を促進させることで，神経回路の修復を高める作用を有する（図2）[10]．

以上，代償性神経回路の形成を正と負に制御するメカニズムの解明が進み，新たな治療開発にブレークスルーがもたらされることが期待される．さらに，神経系のみならず生体システム全体による神経回路の修復制御という観点から研究が発展していくものと思われる（図3）．

おわりに

中枢神経回路の障害，その後の修復過程を生体システムの機能ネットワークの観点から解析し，生体システムの時空間的ダイナミクスがどのように一連の過程を制御しているかという課題に答えていくための研究が重要である．中枢神経回路障害を生体システム全体の恒常性の破綻として捉え，各臓器研究に用いられる手法を有機的に統合することで，生体システムが神経回路障害を制御する全体像が明らかになるのではないかと期待する．

文　献

1) Geoffroy CG et al：Myelin-associated inhibitors in axonal growth after CNS injury. *Curr Opin Neurobiol* **27**：31-38, 2014
2) Raineteau O et al：Plasticity of motor systems after incomplete spinal cord injury. *Nat Rev Neurosci* **2**：263-273, 2001
3) Ueno M et al：Intraspinal rewiring of the corticospinal tract requires target-derived brain-derived neurotrophic factor and compensates lost function after brain injury. *Brain* **135**：1253-1267, 2012
4) Siebold C et al：RGMs：Structural Insights, Molecular Regulation and Downstream Signaling. *Trends Cell Biol* **27**：365-378, 2017
5) Muramatsu R et al：RGMa modulates T cell responses and is involved in autoimmune encephalomyelitis. *Nat Med* **17**：488-494, 2011
6) Tanabe S et al：Repulsive guidance molecule-a is involved in Th17-cell-induced neurodegeneration in autoimmune encephalomyelitis. *Cell Rep* **9**：1459-1470, 2014
7) Korecka JA et al：Repulsive Guidance Molecule a（RGMa）Induces Neuropathological and Behavioral Changes That Closely Resemble Parkinson's Disease. *J Neurosci* **37**：9361-9379, 2017
8) Muramatsu R et al：RGMa modulates T cell responses and is involved in autoimmune encephalomyelitis. *Nat Med* **18**：1658-1664, 2012
9) Ueno M et al：Layer V cortical neurons require microglial support for survival during postnatal development. *Nat Neurosci* **16**：543-551, 2013
10) Kuroda M et al：Promotion of central nervous system remyelination by peripheral FGF21. *J Clin Invest* **127**：3496-3509, 2017

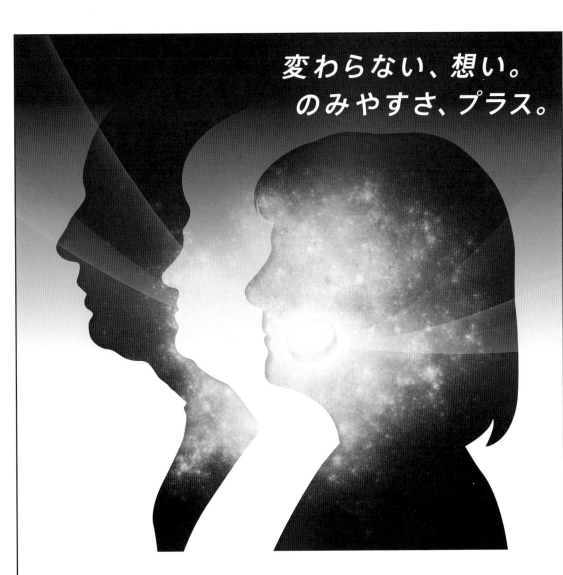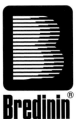

ブレディニン®錠25/50
ブレディニンOD錠25/50

【禁忌（次の患者には投与しないこと）】
1. 本剤に対し重篤な過敏症の既往歴のある患者
2. 白血球数3,000/mm³以下の患者［骨髄機能抑制を増悪させ、重篤な感染症、出血傾向等が発現するおそれがある。］
3. 妊婦又は妊娠している可能性のある婦人［「使用上の注意 6.妊婦、産婦、授乳婦等への投与」の項参照］

効能・効果
1. 腎移植における拒否反応の抑制
2. 原発性糸球体疾患を原因とするネフローゼ症候群（副腎皮質ホルモン剤のみでは治療困難な場合に限る。また、頻回再発型のネフローゼ症候群を除く。）
3. ループス腎炎（持続性蛋白尿、ネフローゼ症候群または腎機能低下が認められ、副腎皮質ホルモン剤のみでは治療困難な場合に限る。）
4. 関節リウマチ（過去の治療において、非ステロイド性抗炎症剤さらに他の抗リウマチ薬の少なくとも1剤により十分な効果の得られない場合に限る。）

用法・用量
1. 腎移植における拒否反応の抑制
通常、体重1kg当り下記量を1日量として、1日1～3回に分けて経口投与する。
    初期量としてミゾリビン2～3mg相当量
    維持量としてミゾリビン1～3mg相当量
しかし、本剤の耐薬量および有効量は患者によって異なるので、最適の治療効果を得るために用量の注意深い増減が必要である。
2. 原発性糸球体疾患を原因とするネフローゼ症候群（副腎皮質ホルモン剤のみでは治療困難な場合に限る。）およびループス腎炎（持続性蛋白尿、ネフローゼ症候群または腎機能低下が認められ、副腎皮質ホルモン剤のみでは治療困難な場合に限る。）通常、成人1回ミゾリビンとして50mgを1日3回経口投与する。ただし、腎機能の程度により減量等を考慮する。なお、本剤の使用以前に副腎皮質ホルモン剤が維持投与されている場合には、その維持用量に本剤を上乗せして用いる。症状により副腎皮質ホルモン剤の用量は適宜減量する。
3. 関節リウマチ
通常、成人1回ミゾリビンとして50mgを1日3回経口投与する。なお、症状により適宜増減する。ただし、腎機能の程度により減量等を考慮すること。

【用法・用量に関連する使用上の注意】
本剤は主として腎臓から排泄されるため、腎障害のある患者では排泄が遅延し、骨髄機能抑制等の重篤な副作用が起こることがあるので、腎機能（血清クレアチニン値等）及び年齢、体重等を考慮し、低用量から投与を開始するなど用量に留意して、患者の状態を十分に観察しながら慎重に投与すること［患者のクレアチニンクリアランスと本剤の消失速度との関係、またクレアチニンクリアランスを血清クレアチニン値、年齢及び体重より換算する計算式例は「薬物動態 2.排泄（OD錠は3.排泄）」の項参照］。

使用上の注意（抜粋）
1. 慎重投与（次の患者には慎重に投与すること）
(1) 骨髄機能抑制のある患者 (2) 細菌・ウイルス・真菌等の感染症を合併している患者 ウイルス性肝炎においては、肝炎を増悪させることがある (3) 出血性素因のある患者 (4) 腎障害のある患者
2. 重要な基本的注意
(1) 骨髄機能抑制等の重篤な副作用が起こることがあるので、頻回に臨床検査（血液検査、肝機能・腎機能検査等）を行うなど、患者の状態を十分に観察すること。異常が認められた場合には減量・休薬等の適切な処置を行うこと。(2) 感染症・出血傾向の発現又は増悪に十分注意すること。患者の状態を十分に観察し、異常が認められた場合には投与を中止し、適切な処置を行うこと。(3) 免疫抑制剤を投与された非活性化B型肝炎ウイルスキャリアの患者において、B型肝炎ウイルスの再活性化による肝炎があらわれることがある。また、HBs抗原陰性の患者において、免疫抑制剤の投与開始後にB型肝炎ウイルスの再活性化による肝炎を発症した症例が報告されている。また、C型肝炎ウイルスキャリアの患者において、免疫抑制剤の投与開始後にC型肝炎の悪化がみられることがある。肝炎ウイルスキャリアの患者には本剤を投与する前に肝機能検査値や肝炎ウイルスマーカーのモニタリングを行うなど、B型肝炎ウイルスの再活性化やC型肝炎の悪化の徴候や症状の発現に注意すること。(4) プリン合成阻害作用に基づく尿酸生成増加のため尿酸値の上昇があらわれることがある。ブレディニン錠（以下、普通錠）を用いたネフローゼ症候群に対する臨床試験において、尿酸値の上昇が231例中21例（9.1％）に認められ、10mg/dL以上11例、最高値13.1mg/dLであった。(5) 小児に投与する場合には、副作用の発現に特に注意し、慎重に投与すること。(6) 小児及び生殖可能な年齢の患者に投与する必要がある場合には、性腺に対する影響を考慮すること。(7) 原発性糸球体疾患を原因とするネフローゼ症候群に投与する場合には、次の事項に留意すること。1) 副腎皮質ホルモン剤のみでは十分な治療効果が認められない患者、又は副作用、合併症により副腎皮質ホルモン剤の減量が必要な患者に限り使用すること。特に副腎皮質ホルモン剤の1日投与量がプレドニゾロン換算で20mg以上である患者には、副腎皮質ホルモン剤の減量を目的とする場合に限る。2) 頻回再発型のネフローゼ症候群を除く。3) 投与開始後6カ月を目標として、尿蛋白量、腎機能等を定期的に測定し経過をみながら以降の投与継続の可否を検討する。1日尿蛋白量、クレアチニンクリアランス、血清総蛋白、その他他臨床諸症状の経過を総合的に判定し、改善効果を認め投与を継続する場合には、以後も定期的に尿蛋白、腎機能等を測定しながら投与すること。また、病態の急速な進展がみられる場合には、中止又は他の治療法を考慮するなどの処置を行うこと。なお、従来より投与している治療薬剤は継続して併用することが望ましい。(8) ループス腎炎に投与する場合には次の条件をいずれも満足する患者に限ること。1) 臨床的に全身性エリテマトーデス（SLE）と診断され、アメリカリウマチ協会の1982年改訂SLE分類基準の4項目以上を満たした患者 2) ループス腎炎の存在が以下の項目のうち、少なくとも1項目を持つことで確認された患者（SLE以外の原因による腎障害は除く） a.4週以上の持続性蛋白尿 b.ネフローゼ症候群 c.腎機能低下（クレアチニンクリアランス（Ccr）70mL/分以下又は血清クレアチニン値1.5mg/dL以上） 3) 副腎皮質ホルモン剤のみでは十分な効果が認められない患者、又は副作用、合併症により副腎皮質ホルモン剤の減量が必要な患者 (9) 関節リウマチに投与する場合には、次の事項に留意すること。1) 活動性の関節リウマチに対してのみ投与を考慮すること。2) 過去の治療において、非ステロイド性抗炎症剤で十分な効果が認められず、また金剤（注射用、経口用）、D-ペニシラミン、ブシラミン、ロベンザリットニナトリウム等の抗リウマチ薬を使用して、十分な効果が認められなかった患者、又は投与中止を必要とする副作用が発現した患者に投与すること。3) 本剤は遅効性であり、通常、効果発現まで2～4カ月間の継続投与が必要である。ただし、6カ月間継続投与しても効果があらわれない場合には、投与を中止すること。なお、従来より投与している非ステロイド性抗炎症剤は継続して併用することが望ましい。
<ブレディニンOD錠>(10) 本剤は口腔内で崩壊するが、口腔粘膜からの吸収により効果発現を期待する製剤ではないため、崩壊錠は唾液又は水で飲み込むこと。（「適用上の注意」の項参照）
3. 相互作用
(1) 併用禁忌（併用しないこと）生ワクチン 乾燥弱毒生麻しんワクチン、乾燥弱毒生風しんワクチン、経口生ポリオワクチン、乾燥BCG等 (2) 併用注意（併用に注意すること）不活化ワクチン インフルエンザワクチン等
4. 副作用
普通錠の承認時までの調査及び市販後の使用成績調査等における総症例5,621例中、792例（14.09％）に副作用（臨床検査値の異常を含む）が認められた。その主なものは、腹痛、食欲不振等の消化器系障害253例（4.50％）、白血球減少の血液系障害127例（2.26％）、ネフローゼの過敏症125例（2.22％）等であった。（再審査終了時） (1) 重大な副作用 1) 骨髄機能抑制（2.19％）汎血球減少、無顆粒球症、白血球減少、血小板減少、赤血球減少、ヘマトクリット値の低下等があらわれることがあるので、頻回に検査を行うなど観察を十分に行い、重篤な血液障害が認められた場合には投与を中止し、適切な処置を行うこと。2) 感染症（1.32％）肺炎、髄膜炎、敗血症、帯状疱疹等があらわれることがある。また、B型肝炎ウイルスの再活性化による肝炎やC型肝炎の悪化があらわれることがある。本剤を投与する場合は観察を十分に行い、異常が認められた場合には投与を中止し、適切な処置を行うこと。3) 間質性肺炎（頻度不明）発熱、咳嗽、呼吸困難、胸部X線異常を伴う間質性肺炎があらわれることがあるので、患者の状態を十分に観察し、このような症状があらわれた場合には投与を中止し、副腎皮質ホルモン剤投与等の適切な処置を行うこと。4) 急性腎不全（0.04％）急性腎不全があらわれることがある。腎障害のある患者には（「用法・用量に関連する使用上の注意」の項参照）で尿酸値の上昇を伴ってあらわれることがあるので、定期的に検査を行うなど観察を十分に行い、異常が認められた場合には投与を中止し、血液透析等の適切な処置を行うこと。5) 肝機能障害、黄疸（1.74％）AST（GOT）、ALT（GPT）、ALPの上昇等を伴う肝機能障害や黄疸があらわれることがあるので、観察を十分に行い、異常が認められた場合には投与を中止し、適切な処置を行うこと。6) 消化管潰瘍、消化管出血、消化管穿孔（0.39％）消化管潰瘍、消化管出血、消化管穿孔があらわれることがあるので、観察を十分に行い、異常が認められた場合には投与を中止するなど適切な処置を行うこと。7) 重篤な皮膚障害（頻度不明）皮膚粘膜眼症候群（Stevens-Johnson症候群）、中毒性表皮壊死症（Lyell症候群）等の重篤な皮膚障害があらわれることがあるので、観察を十分に行い、発熱、紅斑、そう痒感、眼充血、口内炎等があらわれた場合には投与を中止し、適切な処置を行うこと。8) 膵炎（頻度不明）膵炎があらわれることがあるので、観察を十分に行い、異常が認められた場合には投与を中止するなど適切な処置を行うこと。9) 高血糖、糖尿病（0.11％）高血糖、糖尿病及び糖尿病の悪化があらわれることがあるので、観察を十分に行い、異常が認められた場合には投与を中止するなど適切な処置を行うこと。

■その他の使用上の注意等については、製品添付文書をご参照ください。

製造販売元
（資料請求先）**旭化成ファーマ株式会社**
医薬情報部 くすり相談窓口
〒101-8101 東京都千代田区神田神保町一丁目105番地
☎0120-114-936（9:00～17:45/土日祝、休業日を除く）
URL:http://www.asahikasei-pharma.co.jp

2017年5月作成

医学用語解説

オートファジー

木村友則

医薬基盤・健康・栄養研究所 KAGAMI プロジェクト

はじめに

オートファジーは,自己の細胞質構成成分を隔離しオートファゴソームを形成した後,リソソームと融合することで分解するシステムである(**図1a**)[1]. 大隅良典博士の2016年ノーベル賞受賞は記憶に新しい. オートファジーにかかわる遺伝子群の同定と分子メカニズムの解明により,日本人研究者はオートファジー研究に大きく貢献した.

オートファゴソームは酵母ではAtg8,哺乳類ではそのホモログであるLC3Bからなる. Atg8のC末にフォスファティディルエタノラミン(phosphatidylethanolamine)というリン脂質が結合すると,オートファゴソーム膜の形成が進行する. 他のオートファジーのマシナリー(Atg遺伝子産物)も酵母からヒトまでよく保存されており,これらがオートファジーの開始や進展に機能する.

オートファジーは飢餓により強く誘導され,分解産物を栄養源として再利用する. また,不良な細胞内蛋白や,傷害を受けたり機能不全に陥ったりしたミトコンドリアやライソソームといったオルガネラを認識し分解することで,細胞内恒常性を維持する. オートファジーによる分解は非選択的に細胞質成分をbulkに分解すると考えられてきた. しかし近年,選択的にターゲットを分解するオートファジー(選択的オートファジー)に注目が集まっている. 選択的オートファジーとは,ある分子やオルガネラをオートファジーの受容体によって選択的に認識し,分解する機構である. 選択的オートファジーにおいてはp62やNDP52といったSequestosome 1-like receptors(SLRs)とよばれるオートファジーの受容体が重要な役割を果たしている[2]. 分解のターゲットとなる分子やオルガネラについたユビキチンやガレクチンといったダクを,SLRsが認識することで選択的オートファジーは遂行される.

1. オートファジーと炎症・免疫

オートファジーには多くの生理学的機能が知られているが,その重要なものの一つが炎症と免疫の制御である(**図1b**)[3].

とくにオートファジーと自然免疫応答のインフラマソームとの関係がよく調べられている.

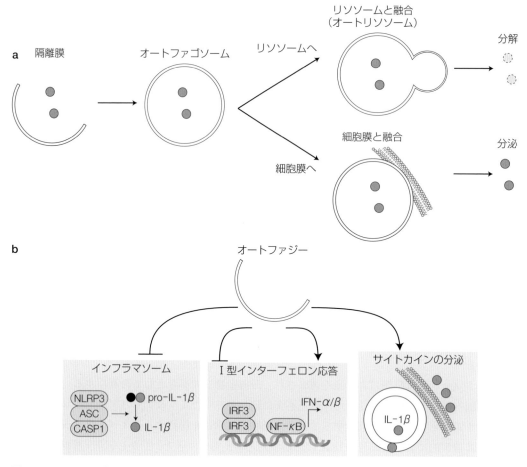

図 1. オートファジーと炎症・免疫
　a) オートファジーのプロセス
　　オートファジーは自己細胞質成分を認識し，オートファゴソームを形成して隔離した後，リソソームと結合することで分解する．最近，オートファジーが分泌にも関与することが知られるようになってきた．
　b) オートファジーの自然免疫応答における役割
　　オートファジーは自然免疫応答において，さまざまな側面から関与することが知られている．

(Deretic V et al, 2015[3] より改変引用)

　インフラマソームは，炎症性サイトカインのインターロイキン-1β(IL-1β)などを成熟化する分子プラットフォームである．NLRP3 インフラマソームが最もよく知られているインフラマソームであり，アダプター蛋白である ASC，炎症性カスパーゼである Caspase-1 と NLRP3 からなる．病原体や自己傷害成分，ライソソーム障害によってインフラマソームが活性化されると Caspase-1 が活性化し，IL-1β の成熟化と分泌が起きる．

医学用語解説

　オートファジーはインフラマソームの活性を抑制する．オートファジー因子(ATG16L1)欠損マウスでは，腸管炎症に応じて血中のIL-1β濃度が上昇する[4]．この機序として，インフラマソームを活性化させるアゴニストである活性酸素を産生したり，自身のDNAを放出したりするような脱分極したミトコンドリアを，オートファジーが選択的に分解する(ミトファジー)ことで過剰なインフラマソームの活性化を抑制することが示されている[5,6]．また，オートファジーはインフラマソームの構成員であるAIM2[7]の分解なども介して抑制的に働く．さらに，I型インターフェロン応答にも関与する．

　オートファジーの抗炎症作用には，ライソソームさらには病原体に対する選択的オートファジーも関与する．コレステロールや尿酸による結晶，シリカ，アルミニウムなどは強く炎症を惹起することが知られている．これらの結晶はライソソームに取り込まれるとライソソームを損傷し，インフラマソームを活性化する．これに対して，ライソファジーとよばれる選択的オートファジーは，損傷を受けたライソソームを除去することでインフラマソーム活性化を抑制する[8]．また，細胞に侵入したサルモネラ菌や結核菌などの感染性病原体はゼノファジー(xenophagy)とよばれる選択的オートファジーによって分解される[9]．

　獲得免疫においてもオートファジーも関与する．T細胞，メモリーB細胞，プラズマ細胞の維持や機能の獲得，さらには，骨髄芽球とリンパ芽球のバランスの維持にも関与する[3]など，多くの事象が知られている．オートファジーは抗原提示においても機能をもつ．

2．オートファジーの分泌機構

　オートファジーは基本的に分解の機構と考えられてきたが，最近，分泌経路にも関与することが知られるようになってきた(図1a)．とくに，これまで分泌経路が不明であったリーダーレス蛋白(分泌に必要なリーダー配列をもたない蛋白)の分泌にも関与している．これまでIL-1βを代表とするリーダーレス蛋白が，どのように分泌されるのか未解明であったが，この分泌の背後に，オートファジーとSNARE蛋白(膜融合に関与する蛋白群)の関与が明らかになりつつある[10]．オートファジーは自然免疫応答に対して抑制的に働くと前述したが，このように促進する経路も存在しており，今後の解明が必要である．

おわりに

　以上のように，オートファジーは炎症と免疫のさまざまな側面に働いている．今後，さらにこの分野の研究が進んでいくものと思われる．

文　献

1) Mizushima N *et al*：The role of Atg proteins in autophagosome formation. *Annu Rev Cell Dev Biol* **27**：107-132, 2011
2) Kimura T *et al*：Precision autophagy directed by receptor regulators- emerging examples within the TRIM family. *J Cell Sci* **29**：881-891, 2016
3) Deretic V *et al*：Immunologic manifestations of autophagy. *J Clin Invest* **125**：75-84, 2015
4) Saitoh T *et al*：Loss of the autophagy protein Atg16L1 enhances endotoxin-induced IL-1beta production. *Nature* **456**：264-268, 2008
5) Zhou R *et al*：A role for mitochondria in NLRP3 inflammasome activation. *Nature* **469**：221-225, 2011
6) Nakahira K *et al*：Autophagy proteins regulate innate immune responses by inhibiting the release of mitochondrial DNA mediated by the NALP3 inflammasome. *Nat Immunol* **12**：222-230, 2011
7) Shi CS *et al*：Activation of autophagy by inflammatory signals limits IL-1beta production by targeting ubiquitinated inflammasomes for destruction. *Nat Immunol* **13**：255-263, 2012
8) Maejima I *et al*：Autophagy sequesters damaged lysosomes to control lysosomal biogenesis and kidney injury. *EMBO J* **32**：2336-2347, 2013
9) Nakagawa I *et al*：Autophagy defends cells against invading group A Streptococcus. *Science* **306**：1037-1040, 2004
10) Kimura T *et al*：Dedicated SNAREs and specialized TRIM cargo receptors mediate secretory autophagy. *EMBO J* **36**：42-60, 2017

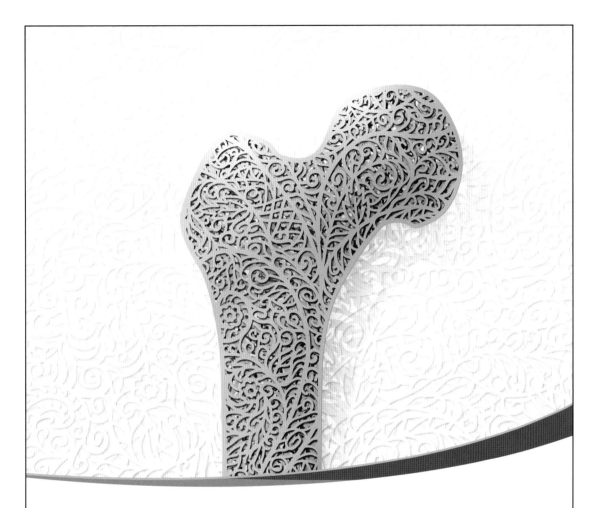

骨粗鬆症治療剤

リクラスト®点滴静注液5mg

薬価基準収載

ゾレドロン酸水和物注射液
Reclast® for i.v. infusion 5mg

劇薬 処方箋医薬品※

※注意−医師等の処方箋により使用すること

効能・効果、用法・用量、警告・禁忌を含む使用上の注意等については製品添付文書をご参照ください。

製造販売元(資料請求先)
旭化成ファーマ株式会社

医薬情報部 くすり相談窓口
〒101-8101 東京都千代田区神田神保町一丁目105番地
0120-114-936(9:00〜17:45/土日祝、休業日を除く)
URL:http://www.asahikasei-pharma.co.jp

提携先
ノバルティス ファーマAG
スイス

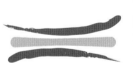

2017年5月作成

〈グループ理念〉
私たち旭化成グループは、世界の人びとの"いのち"と"くらし"に貢献します。

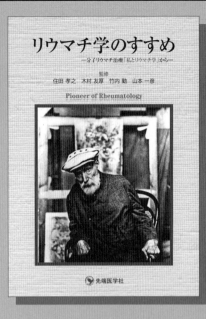

**先人たちのリウマチ人生から
次世代のリウマチ学を志す若人へ**

「私とリウマチ学」として『分子リウマチ治療』誌に連載されたエッセイの総集編.

約半世紀で怒涛の進歩を遂げたリウマチ分野であるが,未だ発症機構を完全には解き明かされておらず,サイエンスに基づいた治療戦略を開発することは現代に残された課題である.半世紀前のリウマチ医療の悲惨さ,50年間の免疫学と分子生物学の進歩,現在のサイエンスに基づく治療薬(生物学的製剤など)の開発,トランスレーショナルリサーチの進歩,バイオ治療時代の課題と安全性,将来への提言と期待などリウマチ分野の歴史が凝縮された読み応えのある一冊.

(表紙)ピエール=オーギュスト・ルノワール
日本でも人気の高いフランス印象派の画家.47歳で関節リウマチを発症するも屈曲した手に絵筆を結びつけ,晩年まで絵を描きつづけた.

リウマチ学のすすめ
-分子リウマチ治療「私とリウマチ学」から-

監修 住田 孝之／木村 友厚／竹内 勤／山本 一彦
定価(本体2,000円+税) B5判／並製本／98頁 ISBN:978-4-86550-111-7

執筆者

安倍 達(埼玉医科大学総合医療センター名誉所長／埼玉医科大学名誉教授)
京極 方久(東北大学名誉教授)
粕川 禮司(福島県立医科大学名誉教授)
松井 宣夫(名古屋市立大学名誉教授／名古屋市総合リハビリテーション事業団理事長,名誉センター長)
東 威(聖マリアンナ医科大学リウマチ・膠原病・アレルギー内科客員教授)
長屋 郁郎(元国立名古屋病院副院長)
佐々木 毅(東北大学名誉教授／NTT東日本東北病院名誉院長)
諸井 泰興(伊東市民病院内科)
藤川 敏(藤川医院長)
橋本 博史(順天堂大学名誉教授／医療法人社団愛和会名誉理事長)
吉野 槇一(日本医科大学名誉教授／東京電機大学客員教授)
廣瀬 俊一(順天堂大学名誉教授／一般財団法人産業医学研究財団理事／アークヒルズクリニック総院長)
立石 博臣(神戸海星病院理事長)

秋月 正史(秋月リウマチ科院長)
澤田 滋正(関町病院／元日本大学医学部教授)
長澤 俊彦(杏林大学名誉学長)
東條 毅(独立行政法人国立病院機構東京医療センター名誉院長)
市川 陽一(聖ヨゼフ病院名誉院長)
山名 征三(医療法人(社団)ヤマナ会会長)
近藤 啓文(北里大学メディカルセンターリウマチ膠原病内科客員教授)
江口 勝美(社会医療法人財団白十字会佐世保中央病院リウマチ膠原病センター顧問)
能勢 眞人(愛媛大学名誉教授)
小池 隆夫(NTT東日本札幌病院長／北海道大学名誉教授)
宮坂 信之(東京医科歯科大学名誉教授)
高杉 潔(道後温泉病院リウマチセンター常勤顧問)
今井 浩三(東京大学特任教授／神奈川県立がんセンター研究所長)

株式会社 **先端医学社**

〒103-0007 東京都中央区日本橋浜町2-17-8 浜町平和ビル
TEL 03-3667-5656(代)／FAX 03-3667-5657
http://www.sentan.com

編集スタッフ

[編集顧問]

安倍　達	（埼玉医科大学総合医療センター名誉所長）	垣生　園子	（順天堂大学大学院客員教授）
池田　康夫	（早稲田大学特命教授）	室田　誠逸	（東京医科歯科大学名誉教授）
野本亀久雄	（九州大学名誉教授）		

[編集主幹]

宮坂　信之　（東京医科歯科大学名誉教授）

[編集委員]

東　みゆき	（東京医科歯科大学大学院医歯学総合研究科教授）	廣畑　俊成	（北里大学医学部客員教授／信原病院副院長）
高柳　広	（東京大学大学院医学系研究科免疫学教授）	山本　一彦	（理化学研究所統合生命医科学研究センター副センター長）
竹内　勤	（慶應義塾大学医学部教授）		

[編集アドバイザー]

渥美　達也	（北海道大学大学院医学研究院免疫・代謝内科学教室教授）	熊ノ郷　淳	（大阪大学大学院医学系研究科呼吸器・免疫内科学講座教授）
有田　誠	（慶應義塾大学薬学部代謝生理化学教授／理化学研究所統合生命医科学研究センターチームリーダー）	上阪　等	（東京医科歯科大学大学院医歯学総合研究科膠原病・リウマチ内科学教授）
		河野　肇	（帝京大学医学部内科学准教授）
池添　隆之	（福島県立医科大学血液内科学講座教授）	阪本雄一郎	（佐賀大学医学部救急医学講座教授）
石井　健	（医薬基盤健康栄養研究所 ワクチンアジュバント研究センター長／大阪大学免疫学フロンティア研究センターワクチン学教授）	沢田　哲治	（東京医科大学病院リウマチ膠原病内科教授）
		住田　孝之	（筑波大学医学医療系内科（膠原病・リウマチ・アレルギー）教授）
石井　優	（大阪大学大学院医学系研究科免疫細胞生物学教室教授）	髙崎　芳成	（順天堂大学医学部附属順天堂越谷病院院長）
伊藤　隆史	（鹿児島大学病院救命救急センター／鹿児島大学大学院システム血栓制御学講座講師）	高橋　秀実	（日本医科大学微生物免疫学教室主任教授・同付属病院東洋医学科部長）
		土屋　尚之	（筑波大学医学医療系分子遺伝疫学研究室教授）
岡崎　拓	（徳島大学先端酵素学研究所免疫制御分野教授）	長澤　丘司	（大阪大学大学院生命機能研究科／医学系研究科教授）
小笠原康悦	（東北大学加齢医学研究所・生体防御学分野教授）	西本　憲弘	（東京医科大学医学総合研究所難病分子制御学部門兼任教授／大阪リウマチ・膠原病クリニック院長）
改正　恒康	（和歌山県立医科大学先端医学研究所生体調節機構研究部教授）		
加藤　智啓	（聖マリアンナ医科大学生化学（生化学）教授）	星野　友昭	（久留米大学医学部内科学（呼吸器・神経・膠原病内科部門）教授）
椛島　健治	（京都大学大学院医学研究科皮膚生命科学講座（皮膚科学分野）教授）	馬嶋　正隆	（北里大学大学院医療系研究科分子薬理学教授）
亀田　秀人	（東邦大学医学部内科学講座膠原病学分野（医療センター大橋病院）教授）	簑田　清次	（自治医科大学内科学講座アレルギー膠原病学部門教授）
烏山　一	（東京医科歯科大学理事・副学長／免疫アレルギー学教授）	三森　経世	（京都大学大学院医学研究科臨床免疫学教授）
川合　眞一	（東邦大学医学部炎症・疼痛制御学講座（寄附講座）教授）	三宅　幸子	（順天堂大学医学部免疫学教授）
川上　純	（長崎大学大学院医歯薬学総合研究科先進予防医学講座　リウマチ・膠原病内科学教授）	森尾　友宏	（東京医科歯科大学大学院発生発達病態学分野教授）
		森田　育男	（お茶の水女子大学理事・副学長）
清野　宏	（東京大学医科学研究所国際粘膜ワクチン開発研究センターセンター長／炎症免疫学分野教授）	山下　直美	（武蔵野大学薬学部薬物療法学教授）
		吉村　昭彦	（慶應義塾大学医学部免疫学教室教授）

次号／5月号予告（vol.26 no.3 通巻第153号）
2018年4月20日発行

○ 特 集
〈Basic Science〉 組織マクロファージ研究の新展開

序	長澤丘司
骨髄の組織マクロファージ前駆細胞	小内伸幸ほか
肺の線維化を担う組織マクロファージ～機能と発生の分子基盤～	佐藤 荘
腹腔マクロファージ～機能と発生の分子基盤～	岡部泰賢
脾臓や肝臓の組織マクロファージ	香山雅子
組織マクロファージの系譜と維持機構	橋本大吾

〈Clinical Science〉 リウマチ・膠原病の診療において注意すべき難治性疾患

序	沢田哲治
血球貪食症候群（HPS）／マクロファージ活性化症候群（MAS）	森 雅亮
血栓性微小血管障害症（TMA）	久保政之ほか
可逆性後白質脳症（RPLS）／（PRES）	川畑仁人
免疫再構築症候群（IRIS）	塩原哲夫
B型肝炎再活性化	浦田幸朋

○ 連 載
がん免疫
　次世代がんワクチン　　　　　　　　　　　　　　　　　鶴田未季ほか
免疫病動物モデルの特長と限界
　不育症動物モデル　　　　　　　　　　　　　　　　相澤（小峯）志保子
満喫！海外留学～ラボとタウン紹介～
　スタンフォード大学留学体験記　　　　　　　　　　　　　渡部 龍
講 座
　脳内ストレスとグリア細胞　　　　　　　　　　　　　　北岡志保ほか
医学用語解説
　自然リンパ球　　　　　　　　　　　　　　　　　　　　大瀧夏子ほか
ティールーム
　小児リウマチ性疾患のDreams come-true 寛解　　　　　　武井修治

炎症と免疫 ３
Inflammation & Immunity
vol.26 no.2 2018

定価 （本体2,000円＋税）
年間購読 （12,000円＋税）
（6冊，送料弊社負担）

2018年2月20日発行

編　集　「炎症と免疫」編集委員会
発行者　鯨岡 哲
発行所　株式会社 先端医学社
　　〒103-0007　東京都中央区日本橋浜町2-17-8
　　　　　　　　　浜町平和ビル
　　電　話　03-3667-5656（代）
　　FAX　03-3667-5657
　　郵便振替　00190-0-703930
　　http://www.sentan.com
　　E-mail：book@sentan.com

印刷・製本／三報社印刷株式会社

・本誌に掲載する著作物の複製権・翻訳権・上映権・譲渡権・公衆送信権（送信可能化権を含む）は株式会社先端医学社が保有します．
　JCOPY＜（社）出版者著作権管理機構 委託出版物＞
本誌の無断複写は著作権法上での例外を除き禁じられています．複写される場合は，そのつど事前に，（社）出版者著作権管理機構（電話 03-3513-6969，FAX 03-3513-6979，e-mail: info@jcopy.or.jp）の許諾を得てください．

ISBN978-4-86550-323-4　C3047　¥2000E

最新知見をアップデート

血圧変動
エビデンス&プラクティス

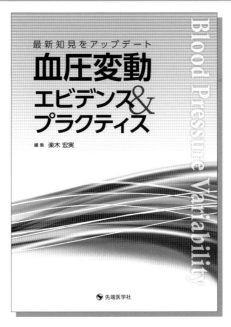

編集：楽木 宏実
（大阪大学大学院医学系研究科老年・総合内科学教授）

B5判 / 並製本 / 218頁
ISBN 978-4-86550-167-4
定価（本体4,600円＋税）

◆主要目次
第1章 座談会 血圧変動の臨床意義を読み解く
第2章 血圧変動の異常とそのメカニズム
第3章 血圧変動の表現型とそのエビデンス
第4章 実臨床で役立つ血圧測定の工夫と実践
第5章 実臨床で役立つ治療アプローチ
第6章 知っておきたい血圧変動関連の臨床研究
第7章 血圧変動Q&A

　本書は，高血圧領域においていま最も注目されている「血圧変動」の最新知見を取り上げ，血圧変動と病態との関与，血圧変動に関連した指標の臨床的意義，研究面で重要とされるポイントなど，これまで断片的であった情報を整理し，把握しやすいよう編集している．
　全体を俯瞰する第1章の「座談会」から始まり，メカニズム・エビデンス・臨床実践まで計7つのパートから構成される．血圧値をとらえる血圧測定もICT技術の進展によって一拍ごとの変動をとらえる方向へとシフトしつつあり，その意味でも血圧変動を理解することは，今後の高血圧診療・研究の方向性をとらえることにも直結する．血圧変動に関する成書としては質・量ともに充実しており，実地医家の方々だけでなく，高血圧研究の専門家にも，また高血圧の臨床研究を行っている若手研究者にも大いに役立つ内容となっている．

株式会社 先端医学社

〒103-0007 東京都中央区日本橋浜町2-17-8 浜町平和ビル
TEL 03-3667-5656(代)/FAX 03-3667-5657
http://www.sentan.com

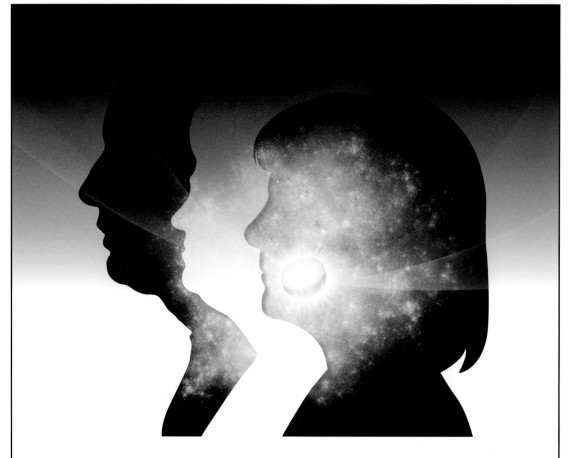